HEFTE ZUR UNFALLHEILKUNDE

BEIHEFTE ZUR MONATSSCHRIFT FÜR UNFALLHEILKUNDE
VERSICHERUNGS-, VERSORGUNGS- UND VERKEHRSMEDIZIN

HERAUSGEGEBEN VON PROFESSOR DR. H. BÜRKLE DE LA CAMP

HEFT 88

THROMBOTISCHE VERSCHLÜSSE IM STROMGEBIET DER ARTERIA CAROTIS NACH STUMPFEN SCHÄDEL-HALS-TRAUMEN

VON

DR. H. J. FÖDISCH UND PROF. DR. K. KLOSS

PATHOLOGISCH-ANATOMISCHES INSTITUT (VORSTAND: PROF. DR. F. J. LANG)
UND CHIRURGISCHE KLINIK (VORSTAND: PROF. DR. P. HUBER)
DER UNIVERSITÄT INNSBRUCK

MIT 16 ABBILDUNGEN

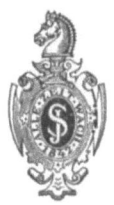

1966

SPRINGER-VERLAG / BERLIN · HEIDELBERG · NEW YORK

HEFTE ZUR UNFALLHEILKUNDE

Herausgegeben von Professor Dr. H. BÜRKLE DE LA CAMP
7801 Dottingen über Freiburg/Br.

Alle Rechte, einschließlich das der Übersetzung in fremde Sprachen, vorbehalten. Ohne ausdrückliche Genehmigung des Verlages ist es auch nicht gestattet, dieses Buch oder Teile daraus auf photomechanischem Wege (Photokopie, Mikrokopie) oder auf andere Art zu vervielfältigen

© by Springer-Verlag, Berlin · Heidelberg · New York 1966
Library of Congress Catalog Card Number: 66—29010

ISBN-13: 978-3-540-03553-4   e-ISBN- 978-3-642-94957-9

DOI: 10.1007/ 978-3-642-94957-9

Die Wiedergabe von Gebrauchsnamen, Handelsnamen, Warenbezeichnungen usw. in diesem Buch berechtigt auch ohne besondere Kennzeichnung nicht zu der Annahme, daß solche Namen im Sinne der Warenzeichen- und Markenschutz-Gesetzgebung als frei zu betrachten wären und daher von jedermann benutzt werden dürften

Titel-Nr.: 5971

Inhaltsverzeichnis

	Seite
Einleitung	1
I. Allgemeine Betrachtungen	1
II. Kurzer Überblick über die Fälle des Schrifttums	4
III. Eigene Beobachtungen und deren Besprechung bzw. Analysierung	6
IV. Entstehungsmechanismus der Gefäßläsion bzw. -thrombose	26
V. Klinik, Diagnose und Differentialdiagnose	34
VI. Therapie	41
Zusammenfassung	43
Literatur	44

Einleitung

Aufgabe vorliegender Arbeit ist es, dem noch wenig beachteten Ereignis der *durch stumpfe Traumen verursachten Thrombose der Art. carotis* und ihrer Äste eine gebührende Stellung innerhalb der Traumatologie des Kopf-Hals-Gebietes einzuräumen. Die nicht zu übersehende Häufung von Einzelmitteilungen in jüngster Zeit weist auf eine Zunahme dieses zweifellos seltenen Krankheitsbildes hin, eine Tatsache, die mit dem steten Anstieg von Verkehrs-, Betriebs- und Sportunfällen in Beziehung zu setzen ist.

I. Allgemeine Betrachtungen

Das Stromgebiet der Art. carotis stellt anatomisch und funktionell betrachtet eine Einheit dar: Beide Halsschlagadern als Hauptquellströme für das Gehirn steigen nach Abgabe der Art. carotis externa astlos bis in den Canalis caroticus auf, um sich nach Abzweigung der Art. ophthalmica und eines kleinen Astes für die Hypophyse direkt in den Anastomosenring der Gehirnbasis zu ergießen. Eine Unterbrechung des Blutstromes, gleichgültig in welcher Höhe sie erfolgt, läßt schwere Auswirkungen am Cerebrum erwarten. Unsere Betrachtungen können somit nur dann als vollständig angesehen werden, wenn das gesamte Stromgebiet geschlossen berücksichtigt wird.

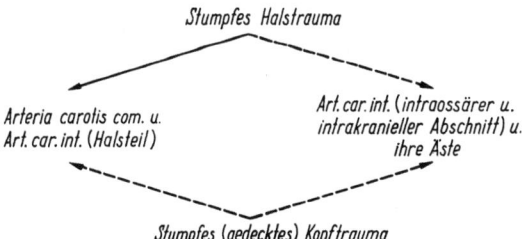

Abb. 1. Direkte (———) oder indirekte (----) Schädigungsmöglichkeit der verschiedenen Abschnitte des Carotisstromgebietes durch stumpfe Hals- bzw. Kopftraumen

Ein weiterer Gedanke bezüglich der Lokalisation der Gewalteinwirkung ist hier anzuführen. Es wäre falsch, wollte man nur in der unmittelbar vom Trauma erreichten Region eine Gefäßläsion erwarten. Schläge gegen den Kopf können auf indirektem Wege genauso die großen Halsgefäße in Mitleidenschaft ziehen wie umgekehrt stumpfe Halstraumen die basalen Gehirngefäße (Abb. 1). Die genaue Beurteilung gerade des zuletzt genannten und sicherlich sehr seltenen Ereignisses wird allerdings durch die Tatsache erschwert, daß reine Halstraumen vor allem bei Verkehrsunfällen nicht häufig vorkommen. Mag auch das am stärksten betroffene Gebiet die Halsregion sein, eine gewisse Mitbeteiligung des Kopfes, gerade bei freier Beweglichkeit desselben, muß wohl immer angenommen werden.

Allgemeine anatomische, physiologische und mechanische Überlegungen geben also klar zu erkennen, daß hinsichtlich des stumpfen Traumas, dessen Auswirkungen an den Gefäßen und der sekundären Folgen am Gehirn, das Kopf-Halsgebiet eine untrennbare Einheit darstellt.

Der einem stumpfen Trauma folgende thrombotische Gefäßverschluß stellt immer ein mittelbares Ereignis dar. Wie im folgenden noch näher auszuführen sein wird, liegt ihm stets eine traumatisch bedingte Gefäßwandschädigung zugrunde.

Welche Läsionen können nun durch diese Verletzungsart erzeugt werden? Der zu überblickende Bereich ist klein; die einzelnen Formen lassen sich je nach ihrer Schwere deutlich stufenartig aufgliedern: Leichte, zumeist klinisch und pathologisch-anatomisch kaum in Erscheinung tretende Auswirkungen bestehen in einer Strukturlockerung, die bis zur Lösung des Gefüges im mikroskopischen Bereich fortschreiten kann, in kleinen Blutextravasaten und in Mikronekrosen, welche durch direkte Alteration der Gewebsbestandteile oder über den Weg einer lokalen

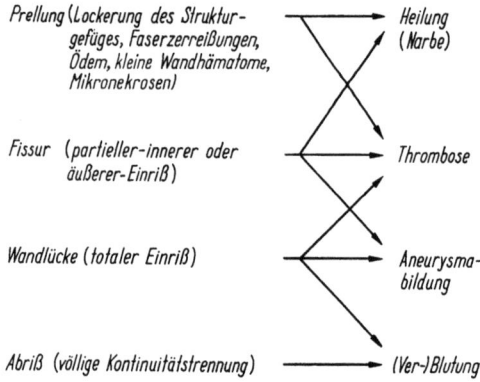

Abb. 2. Arten der Gefäßwandschädigungen durch stumpfe Traumen und ihre mittelbaren und unmittelbaren Folgen

Durchblutungsstörung entstehen. An diese nur durch das Mikroskop aufdeckbaren Wandveränderungen schließen sich die innere oder äußere Fissur (= partieller Einriß), der totale Einriß und der Abriß an, Schäden also, die zum Teil unmittelbar drohende Gefahr bedeuten (Verblutung!), zum Teil durch die sich anschließende Zweitreaktion, welche nicht immer den Weg der Heilung beschreitet (Ausbildung einer wandständigen Thrombose, Entwicklung eines Aneurysmas), Bedeutung erlangen können (Abb. 2).

Wie hier dargelegt, bestimmt *die Art der Gefäßwandschädigung* weitgehend den weiteren Verlauf. Die Thromboseentwicklung und damit das klinische Bild der „Carotisthrombose" stellen nur einen der möglichen Folgezustände dar. Von ursächlicher Bedeutung für den jeweiligen Läsionsgrad ist die Stärke des Traumas, die Widerstandsfähigkeit der Gefäßwand hinsichtlich Druck, Zug und Abscherung (die bei präexistenten Wandveränderungen, z. B. der Arteriosklerose, naturgemäß herabgesetzt ist), der Ort der Traumaeinwirkung sowie die Lagebeziehung des betroffenen Gefäßes zur Oberfläche und Unterlage („Widerlager").

In diesem Rahmen verdient die Beobachtung REUTERWALLS angeführt zu werden, der als erster über Risse in der Tunica elastica der Art. basilaris und ihre bindegewebige Heilung berichtete, allerdings in der Diskussion ihrer Entstehungsursache zu keinem endgültigen Schluß kam. KRAULAND, der die gleichen Befunde auch an den übrigen Hirnbasisgefäßen erhob, stellte schließlich das Trauma ursächlich in den Vordergrund, nachdem er — noch in einigem Abstand von sicheren, schon makroskopisch erfaßbaren Intimaverletzungen — histologisch Elasticaunterbrechungen nachweisen konnte. Schließlich vermochten M. B. SCHMIDT an der Art. temporalis und HASSLER an Meningealgefäßen derartige, wohl auf Traumen zurückführbare Befunde zu erheben.

Nach diesen Beobachtungen darf erstens angenommen werden, daß stumpftraumatische Gefäßläsionen häufiger als angenommen zustande kommen und zweitens, daß ein bestimmter (wahrscheinlich großer) Prozentsatz von solchen Schäden klinisch stumm bleibt und zur Ausheilung gelangt.

Beispiele für totale Einrisse an den Schlagadern des Hirngrundes bzw. Abrisse solcher Gefäße mit nachfolgender Verblutung in den Subarachnoidalraum bei stumpfen gedeckten Schädeltraumen erbrachten KRAULAND und STÖGBAUER an Hand eigener Beobachtungen und einer Zusammenstellung mehrerer Fälle aus der Literatur. Von den 13 zitierten Fällen betrafen interessanterweise 9 das unmittelbare Stromgebiet der Arteriae vertebrales-basilaris (7 totale Einrisse, 2 Abrisse), einer die Art. communicans posterior (Abriß) und nur 3 die Äste der Art. carotis interna (2 totale Einrisse, ein Ausriß). Die Art. carotis interna selbst wurde nie betroffen. KRAULAND gab zwei Fälle von Carotidenabriß bekannt, beide waren jedoch mit Schädelbasisfrakturen, die den Türkensattel erfaßten oder an ihn heranreichten, vergesellschaftet, so daß zumindest beim ersten eine scharfe Durchtrennung wahrscheinlich gemacht wird, während beim zweiten (gleichzeitiger Abriß beider Sehnerven, der Vv. cerebri ant. et mediae und fast aller Vv. cerebri sup.) viel eher neben der Deformierung des Schädels die heftige Schleuderung des Gehirns kausal angeschuldigt werden mußte.

Durch stumpfe Traumen bedingte Thrombosen im Stromgebiet der Aa. vertebrales und basilaris finden im Rahmen unserer Ausführungen naturgemäß keine Erwähnung. Mitteilungen darüber erfolgten durch SAATHOFF, ESSELIER, BRASS, MURRAY sowie KRAULAND. FORD und CLARK, PRATT-THOMAS und BERGER sowie HOLZER gaben solche nach chiropraktischen Maßnahmen bzw. durch extremes Seitwärtsdrehen des Kopfes bekannt. Ebenso sind Thrombosen nach offenen Verletzungen, wie etwa durch Schuß (vor allem durch Kriegshandlungen während beider Weltkriege bekanntgeworden) oder Stich sowie durch chirurgische Eingriffe im Halsgebiet, nicht in Betracht gezogen worden.

II. Kurzer Überblick über die Fälle des Schrifttums

Von mehr als historischem Interesse erscheint bereits die erste pathologisch-anatomisch verifizierte Mitteilung einer stumpf-traumatischen Carotisthrombose durch VERNEUIL im Jahre 1872:

Ein Mann wurde im schockähnlichen Zustand unter einem Eisenbahnwagen liegend aufgefunden. Die Untersuchung deckte lediglich Contusionsherde, Ecchymosen und eine größere perineale Wunde auf. Während der nächsten 24 Std. entwickelte sich eine rechtsseitige Hemiplegie, Aphasie und ein tiefes Koma. Es wurde die Diagnose einer Gehirnblutung gestellt. Tod nach 5 Tagen. Die Obduktion deckte einen thrombotischen Verschluß der linken Art. carotis interna auf, der 2 cm distal vom Ursprung begann und sich bis in die peripheren Äste der Art. cerebri media sinistra kontinuierlich fortsetzte. Intima und Media waren an der Ursprungsstelle des Thrombus eingerissen, aufgerollt und bildeten gleichsam den Kern desselben. Die linke Großhirnhemisphäre war größtenteils erweicht.

VERNEUIL erblickte die Ursache der Thrombose in einer plötzlichen Verrenkung des Halses und nicht in einem direkten Schlag gegen das Gefäß. Ist der Verlauf dieses Falles nicht gerade als typisch zu bezeichnen, so wird doch durch ihn das wesentliche des klinischen Bildes bereits aufgezeigt. VERNEUIL betonte bereits die Wichtigkeit der Differentialdiagnose zwischen den verschiedenen Folgen einer traumatischen Kopfverletzung. Als zweites Beispiel der uns aus älterer Zeit bekannten Beobachtungen soll noch die von CRECO (1935) angegeben werden. Nachdem die Literatur seit VERNEUILs Mitteilung eine große Lücke aufwies, berichtete dieser Autor im Rahmen einer Zusammenstellung von thrombotischen Carotisverschlüssen durch penetrierende Verletzungen auch über einen Fall, der durch ein stumpfes Trauma bedingt war:

Ein 23 Jahre alter Mann fuhr mit seinem Fahrrad gegen ein Pferdefuhrwerk, stürzte zu Boden, war nur kurz benommen und konnte seine Fahrt fortsetzen. Nach einer Stunde traten plötzlich Kopfschmerzen und Erbrechen auf, kurze Zeit später wurde er bewußtlos. 16 Std. nach dem Unfall kam es schließlich zur Entwicklung einer rechtsseitigen Hemiplegie. Die klinische Diagnose lautete: Linksseitige Meningealblutung. Die darauf durchgeführte temporoparietale Kraniotomie ergab jedoch einen negativen Befund. Bei der 60 Std. nach dem Unfallereignis durchgeführten Obduktion wurde ein Intima-Mediariß an der Ursprungsstelle der linken Art. carotis interna aufgedeckt. Der sich sekundär an dieser Stelle entwickelte Thrombus engte die Lichtung hochgradig ein, setzte sich nach peripher hin bis in die intrakraniellen Äste fort und verlegte diese vollständig. Die linke Großhirnhemisphäre war großräumig erweicht.

Durch die Einführung der Carotisangiographie in die Diagnostik der Schädel-Hirnverletzungen (MONIZ) wurden erstmals die Voraussetzungen für eine einwandfreie klinische Erkennung der traumatischen Hals- und Hirngefäßthrombosen geschaffen. Es muß bereits an dieser Stelle betont werden, daß die absolut sichere Diagnose dieses Krankheitsbildes nur mit Hilfe der Kontrastmitteldarstellung des Gefäßbaumes möglich ist, obwohl nicht geleugnet werden kann, daß dem Palpationsbefund an der Art. carotis im Halsabschnitt sowie an der Art. temporalis, im besonderen aber auch der erst in jüngster Zeit entwickelten Ophthalmodynamometrie eine gewisse Bedeutung zukommt. Allerdings findet diese Methode nur langsam eine breitere Anwendung (auch heute kann man noch keinesfalls behaupten, sie gehöre zu den populären Untersuchungsverfahren), so daß nicht überraschen darf, wenn die meisten der in der Folge mitgeteilten Beobachtungen weiterhin erst durch die Obduktion aufgeklärt wurden (CALDWELL, CALDWELL und HADDEN, NORTHCRAFT und MORGAN, SEDZIMIER usw.). Der klinische Verlauf mit zunächst freiem Intervall, anschließender Halbseitenlähmung und zunehmender Bewußtseinstrübung gibt also weiterhin mit erstaunlicher Regelmäßigkeit Anlaß zur Fehldiagnose eines sub- oder epiduralen Hämatoms und damit zur sofortigen Trepanation. Es wird daher verständlich, wenn in den jeweiligen Mitteilungen weniger der eigentliche Entstehungsmechanismus der Gefäßläsion sowie die Morphologie des Schadens, als vielmehr das klinische Bild und die Differentialdiagnose gegenüber der Hirnhautblutung den breitesten Raum einnimmt.

Die bedrohliche Zunahme von Schädel-Hirn-Verletzungen in den vergangenen Jahren — zurückzuführen vor allem auf die enorme Zunahme von Verkehrsunfällen, zum Teil aber auch auf das Anwachsen von Berufs- und Sportunfällen — läßt, wie bereits erwähnt, eine Häufung der stumpftraumatischen Carotisthrombose erkennen. Mit Hilfe der Angiographie gelang in diesen jüngsten Fällen vielfach die intravitale Diagnose, was zumindest die Möglichkeit eröffnete, therapeutisch einzugreifen.

Einzelne Arbeiten beschäftigen sich daher mit Fragen der nun „spruchreif" gewordenen Therapie (ZETTEL und Mitarb. u. a.); HAGER befaßt sich mit der Diagnostik der Carotisthrombose durch den Augenarzt. Traumatische Carotisverschlüsse bei Kindern wurden von BRAUDO, CALDWELL, FAIRBURN, HIGAZI, ISFORT, KRAULAND, LERICHE, PHILIPPIDES und Mitarb. sowie von VIGOUROUX und LAVIEILLE mitgeteilt.

Insgesamt konnten nach strenger Auslese 63 Fälle aus dem Schrifttum zusammengestellt und ausgewertet werden, wobei die rein klinischen Beobachtungen nur bei absolut stichhältiger Diagnose berücksichtigt wurden.[1] Einzelne wenige Arbeiten waren im Original nicht zugänglich. Als nachteilig für eine statistische Auswertung mancher Fragepunkte erwiesen sich die zum Teil sehr ungenauen oder mangelhaften Angaben über den Unfallshergang, das Symptomenbild und die Morphologie der Gefäßschädigung.

[1] Das Literaturverzeichnis endet mit dem Jahre 1964. Seit diesem Zeitpunkt wurden weitere Fälle veröffentlicht bzw. uns erst nachträglich bekannt: PITNER, S. E.: Carotid thrombosis due to intraoral trauma. New Engl. J. Med. **274**, 764 (1966); STEINBACH, M.: Über eine traumatische Carotisthrombose beim Radball. Ein kasuistischer Beitrag. Sportarzt u. Sportmed. **1965**, 45; DOTZAUER G. u. G. ADEBAHR: Trauma und Carotisthrombose. Dtsch. Z. gerichtl. Med. **55**, 237 (1964); YASHON, D., A. B. JOHNSON II, and J. A. JANE: Bilateral internal carotid artery occlusion secondary to closed head injuries. J. Neurol. Neurosurg. Psychiat. **27**, 547 (1964); ACQUAVIVA, R., C. THÉVENOT, J. LEBASCLE, and P. M. TAMIC: Thrombose de la carotide interne après contusion de la loge amygdalienne par appareil de prothèse dentaire. Maroc méd. **40**, 781 (1961); FRANTZEN, E., H. H. JACOBSEN, and J. THERKELSEN: Cerebral artery occlusions in children due to trauma to the head and neck. A report of 6 cases verified by cerebral angiography. Neurology (Minneap.) **11**, 695 (1961); JACOBSON, H. H., and E. SKINHØJ: Thrombosis of the internal carotid artery verified by arteriography. Dan. med. Bull. **4**, 240 (1957). Diese Fälle scheinen demnach in unserer Zusammenstellung nicht auf.

III. Eigene Beobachtungen und deren Besprechung bzw. Analysierung

An Hand von sieben eigenen Beobachtungen sind wir schließlich in der Lage, einen ergänzenden Erfahrungsbericht geben zu können.[2] Der in den einzelnen Fällen durchweg verschiedene Entstehungsmechanismus gibt dabei die Möglichkeit, auf zahlreiche, kausal bedeutungsvolle Fragen allgemeiner und spezieller Natur näher einzugehen.

Fall 1: Auszug aus der Krankengeschichte der Neurologischen Universitätsklinik, Innsbruck (Nr. 1743/1961 vom 20. 11. 1961):

15 Jahre alter Gymnasiast. Während eines Fußballspieles verspürte der Junge nach mehrmaligem Köpfeln des Balles einen sanften Stich im rechten Scheitelbereich. Trotzdem setzte er das Spiel fort. Nach Beendigung desselben bemerkte der Bub in der Umkleidekabine (zunächst unter dem Gefühl des „Einschlafens") eine zunehmende Kraftlosigkeit und Erschlaffung der linken oberen, bald darauf auch der gleichseitigen unteren Extremität, so daß er gezwungen war, sich auf ein Bett zu legen. Bald war er nicht mehr fähig, sich aus eigener Kraft wieder zu erheben. Nach Mitteilung des Präfekten machten sich auch Veränderungen an der Sprache bemerkbar. Die Überführung in ein nahes Provinzspital wurde veranlaßt. Die dortige Untersuchung, während der zeitweise zuckende Muskelbewegungen am linken Arm und Bein auftraten, ergab eine linksseitige Hemiparese, motorische Aphasie, keine Nackensteifigkeit, keine pathologischen Reflexe. Auf die Gabe von Apoplectal kam es zu einer schlagartigen Wiederkehr der Beweglichkeit des linken Beines und zur deutlichen Besserung der Lähmung auch am linken Arm. Dieser Therapieerfolg ließ die behandelnden Ärzte eine Rindenprellung mit inkompletter, passagärer, linksseitiger Hemiparese und motorischer Aphasie annehmen. 7 Tage später trat wieder eine plötzliche Verschlechterung mit Lähmungen und zusätzlichen Schluckstörungen auf. Die Überführung in die Neurologische Klinik der Universität Innsbruck wurde durchgeführt.

Die hier erhobenen Befunde bestanden in einer spastischen linksseitigen Hemiplegie mit Kopf- und Blickwendung nach re., Pupillenanisokorie (re. eine Spur weiter als li.), keine Sprach- und Schluckstörungen, keine Nackensteifigkeit, Babinski beiderseits positiv, mäßiges Psychosyndrom und Bewußtseinsschwankungen. Der Notwendigkeit einer Kontrastmitteldarstellung der Art. carotis, einer elektroencephalographischen und einer Röntgenuntersuchung wurde unverzüglich Rechnung getragen.

Carotisangiographie: Re.: Lediglich Darstellung der Art. carotis ext. Li.: Füllung der Art. cerebri anterior und media gelingt ideal. Über die Art. communicans anterior füllt sich auch die Art. cerebri anterior der Gegenseite bis zu ihrem Ursprung aus der Art. carotis interna, wo der Schatten scharf abbricht (Abb. 3).

EEG: Stark dysrhythmisches Ruhe-EEG mit höchstens angedeutetem Lichtreizblockierungseffekt und rechtshirnigem Spannungsmaximum.
Beurteilung: Beträchtlich diffus pathologische Kurve mit deutlichen Herdhinweisen auf den rechten vorderen Schädelquadranten. Über die Art des zugrunde liegenden Prozesses kann aus dem EEG nichts Sicheres ausgesagt werden.

Schädelröntgen: Traumatische Veränderungen nicht nachweisbar.

---

[2] Für die Erlaubnis, Krankenblätter und Obduktionsberichte verwerten zu dürfen, danken wir den Herren Vorständen der Neurologisch-Psychiatrischen Klinik, Prof. Dr. H. GANNER, der Hals-Nasen-Ohren-Klinik, Prof. Dr. L. HÖRBST, und des Gerichtsmedizinischen Institutes, Prof. Dr. F. J. HOLZER der Universität Innsbruck, sowie dem Direktor des Landeskrankenhauses Natters (Tirol), Herrn Prim.Dr. A. LIENER.

Weitere Untersuchungsergebnisse:
HNO: o. B.
Augen: Stauungspupille kann mit Sicherheit ausgeschlossen werden.
Liquor: Farblos, klar. Zellzahl: 6/3 Lympho; Pandy: opal; Nonne-Apelt: opal; Weichbrodt: opal; Gesamteiweiß: 29 mg⁰/₀.

Unter der Annahme eines thromboembolischen Gefäßverschlusses (nach Intimariß und Thrombose der Art. carotis im Halsbereich) wird mit Anticoagulantientherapie begonnen. Die Bewußtseinstrübung nimmt jedoch trotzdem unaufhaltsam zu. Es kommt zum Atemstillstand. Durch vielstündige künstliche Beatmung kann die Herztätigkeit noch aufrecht erhalten werden, die laufend durchgeführten neurologischen und EEG-Kontrollen (unregelmäßige langsame Hirntätigkeit rechts zentral sowie frontal, völlige Flachheit der Kurve über der li. Hemisphäre) nehmen jedoch weiteren Belebungsversuchen jegliche Aussicht auf Erfolg. Der Exitus letalis erfolgt schließlich 9 Tage nach dem Unfallereignis.

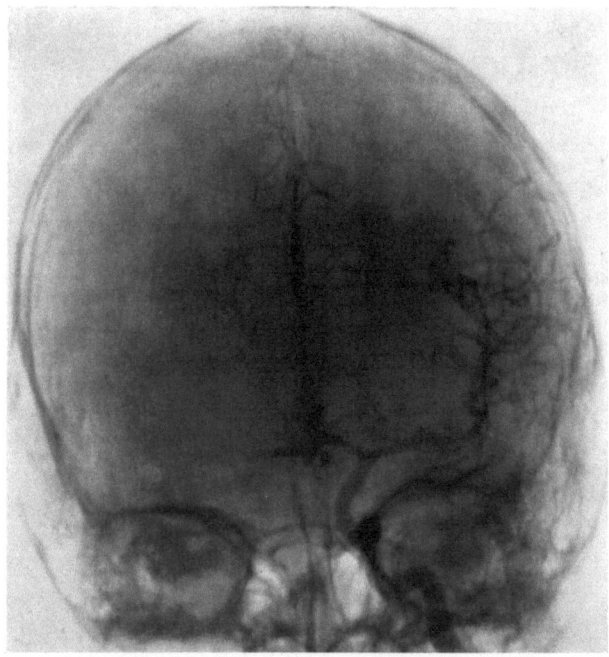

Abb. 3. *Fall 1:* 15jähr. Junge. Linksseitige Carotisangiographie: Darstellung der Art. cerebri ant. et media sin., sowie über den Ramus comm. ant. auch der rechten Art. cerebri ant. (Cross flow). Scharfer Abbruch des Schattens an der Abgangsstelle dieses Gefäßes

Auszug aus dem Obduktionsprotokoll des Pathologisch-anatomischen Institutes der Universität Innsbruck (Prot. Nr. 40602/800 vom 23. 11. 1961):

Äußeres: Leiche eines 167 cm großen, 42 kg schweren Knaben in gutem Ernährungszustand. Körperbau dem asthenischen Typ zuzuordnen. Keine Schürfstellen oder sonstige Verletzungen im Kopf-Hals-Bereich.

Schädelhöhle: Kopfschwarte und knöchernes Schädeldach o. B. Keine Schädelbasisfraktur. Dura in allen Abschnitten, besonders aber auf der rechten Seite beträchtlich gespannt. In den großen Blutleitern ausschließlich flüssiges Blut. Weiche Hirnhäute über der Gehirnkonvexität ebenfalls straff gespannt. Der 15 mm lange Endteil der Art. carotis interna dextra sowie der 8 mm lange Anfangsteil der Art. cerebri media dextra durch einen kompakten blauroten Blutpfropf völlig verschlossen und dadurch spulrund geformt. Übrige Gefäße der Hirnbasis infolge der Blutleere zumeist kollabiert, gut durchgängig und ohne makroskopisch erkennbare Wandveränderungen. Gehirn in der Größe dem Alter entsprechend. Oberflächenrelief — besonders wiederum das der rechten Seite — durch die Zeichen des ausgeprägten Hirndruckes stark verändert (hochgradige Abflachung der Windungen und Verstrichensein der Furchen). Fast das gesamte rechte Stammgangliengebiet

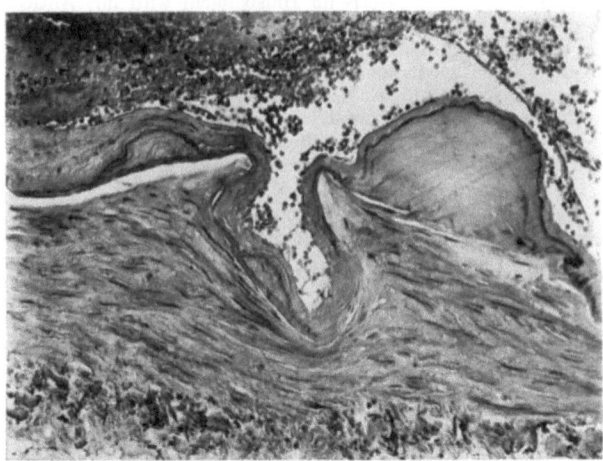

Abb. 4. *Fall 1:* 15jähr. Junge: Arteria carotis interna dextra (intracranieller Abschnitt) mit mehrfachen (größtenteils hyalinisierten) polsterartigen Intimaverdickungen. (Befund der juvenilen Arteriosklerose.) H.-E. Färbung. 90 ×

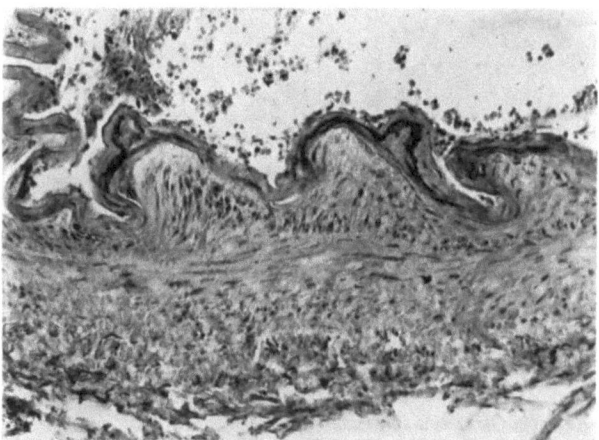

Abb. 5. *Fall 1:* 15jähr. Junge: Arteria carotis interna dextra (intracranieller Abschnitt): Sklerotische Intimaplaques und bandartige Verkalkung der Tunica elastica interna. H.-E. Färbung. 90 ×

sowie große Anteile auch der umgebenden weißen Gehirnsubstanz matschig-weich beschaffen und schmutzig-grau verfärbt.

Hals- und Brustorgane (Schlagwortartige Wiedergabe der Befunde): Schleimig-eitrige Tracheobronchitis und Bronchiolitis mit herdförmigen (beidseitigen) Lungenentzündungen. Akutes terminales Lungenödem. Herzbeutel und Herz ohne Veränderungen. Herzkranzgefäße zartwandig und weitlumig. Aorta o. B. An der Intima beider Aa. carotides communes und int. mehrfache gelblich-weiße Flecken oder flache Buckelbildungen, die durchschnittlich Reiskorngröße aufweisen, örtlich aber zu linsengroßen Herden konfluieren.

Bauchorgane: Keine Veränderungen.

War auch nach dem makroskopischen Eindruck am thrombotischen Verschluß der Art. carotis interna und cerebri media nicht mehr zu zweifeln, so mußte doch erst die Frage beantwortet werden, welche Ur-

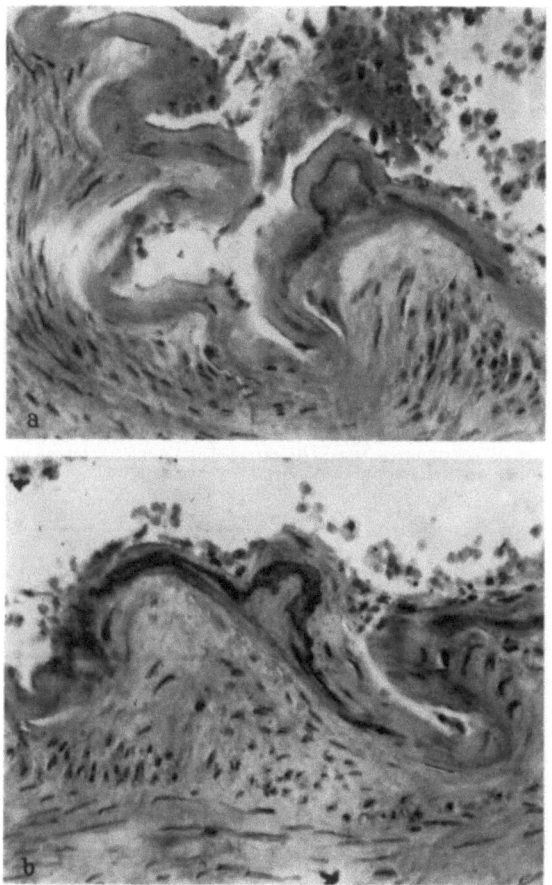

Abb. 6a u. b. *Fall 1:* Vergrößerte Ausschnitte aus Abb. 5. H.-E. Färbung. 200 ×

sache diesem pathologischen Befund zugrunde liege. Eine Gefäßverletzung von außen, etwa durch ein Knochenbruchfragment, konnte mit Sicherheit ausgeschlossen werden. Die mikroskopische Untersuchung des betroffenen Gefäßbereiches vermochte schließlich die Antwort zu erbringen.

Das feingewebliche Bild ergab nämlich an den zahlreich untersuchten Schnitten verschiedenste Veränderungen, die imstande waren, die formale und kausale Genese der Thrombose retrograd lückenlos aufzudecken: Die Lichtung sowohl der Art. carotis int. sowie der Art. cerebri media ist auf eine längere Strecke hin durch einen typisch gebauten Abscheidungsthrombus völlig verschlossen. Die Prüfung der Gefäßwand in diesem Abschnitt ergibt folgende auffällige Befunde: Hier und dort finden sich in der Intima verschieden große, polsterartige, zum größten

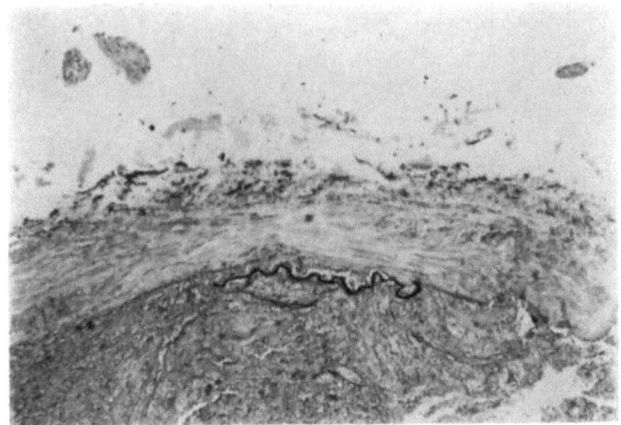

Abb. 7. *Fall 1:* Arteria carotis interna dextra (intracranieller Abschnitt): Intima und Tunica elastica interna bis auf ein kleines Reststück abgelöst. Der Thrombus sitzt direkt der Wandmuskulatur auf. Elastica-Färbung. 90 ×

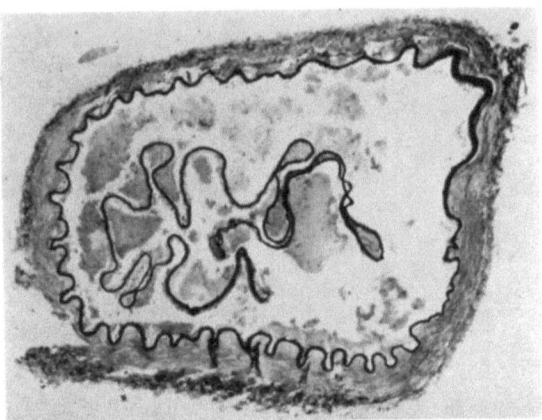

Abb. 8. *Fall 1:* Arteria cerebri media dextra: In der Lichtung bandartig aufgerollt, die andernorts abgelöste Intima samt Tunica elastica interna. Elastica-Färbung. 20 ×

Teil verkalkte Buckelbildungen, die sich je nach ihrem Ausmaß auch verschieden stark gegen die Lichtung hin vorwölben, aber nur selten die Lamina elastica interna überschreiten und die Muskelschicht miterfassen (Abb. 4). Stellenweise hebt sich die Elastica interna als breites, kalkinkrustiertes Band durch die starke Blaufärbung deutlich von der

Umgebung ab (Abb. 5 und 6). An solchen Orten erscheint die darüberliegende Intima durch fibrilläre Bindegewebszunahme ebenfalls auf das drei- bis vierfache der Norm verdickt. In weiteren Schnittebenen fehlt bis auf einen kleinen Abschnitt fast im gesamten Gefäßumfang sowohl der Endothelbelag als auch die Intima und die Elastica interna, wobei der Blutpfropf direkt der Tunica media anliegt. Diese Abänderung wird besonders augenscheinlich im elasticagefärbten Präparat (Abb. 7). Sie beweist, daß die Ablösung der inneren Wandschichten nicht arteficiell zustande gekommen sein kann. In diesem Bereich ist die Muskulatur stellenweise stark verschmälert wie gedehnt und in mehr umschriebenen Partien bis knapp unter die Adventitia von Hämatomen durchsetzt, die aber weniger zu einer Zerstörung als vielmehr zu einer beträchtlichen Aufsplitterung der Muskelfasern geführt haben. Etwas abseits des thrombotischen Lumenverschlusses — in einem völlig unverändert erscheinenden Gefäßabschnitt — findet sich frei in der Lichtung gelegen und wurmartig aufgerollt ein breiter Streifen elastischen Wandmaterials (Abb. 8).

Es unterliegt keinem Zweifel, daß wir hier einen der seltenen Fälle von sogenannter juveniler Arteriosklerose vor uns haben, deren Substrat, so gering es auch erscheinen und so wenig es sich auch sonst ausgewirkt haben mag, erst die Grundlage für den tragischen Ausgang eines der Freude dienenden Spieles ergab. Die, bis auf die vereinzelten Intimalipoidflecken an den Halsschlagadern, makroskopisch ungestörten großen Gefäße und die unauffälligen Organverhältnisse vermochten zunächst keinerlei Verdacht auf diese Erkrankung zu wecken. Von einer Besprechung dieses seltenen Leidens (im besonderen einer Diskussion über dessen kausale Genese, die einen breiten Raum beanspruchen und den vorgeschriebenen Themenkreis weit überschreiten würde), muß naturgemäß abgesehen werden. Zunächst ergab sich allerdings die Notwendigkeit, die Wandveränderungen an den Hirngefäßen von den sogenannten Verzweigungs- und Spornpolstern abzugrenzen.

Die Besonderheit der Polsterarterien des Gehirns ist in einer kissenartigen Verdickung der Intima zu erblicken, die allerdings nur an den Aufzweigungsstellen der Gefäße ausgebildet ist. Sie stellen in ihrer Gesamtheit ein System dar, welches der Regulierung der Blutströmung und des Blutdruckes sowie der ökonomischen Blutverteilung dient und die Durchblutung dem jeweiligen Bedarf anpaßt (ROTTER). Von diesen physiologischen Intimapolstern weiß man, daß sie prädisponiert sind, im Sinne der Arteriosklerose zu erkranken. Sämtliche Entwicklungsstadien, beginnend beim initialen Ödem, über die Ablagerung von Fettstoffen bis zur Sklerose und Calcinose können mit zunehmendem Alter an diesen Wandstrukturen erhoben werden. ROTTER und Mitarb. fanden derartige, als Altersveränderungen zu deutende Befunde gelegentlich schon zu Beginn des vierten Lebensjahrzehntes.

Das überaus jugendliche Alter, das Vorhandensein der Wandveränderungen abseits von Verzweigungsstellen, die stellenweise isolierte, bandartige Verkalkung der Elastica interna ohne Polsterbildung sowie die Tatsache, daß Lipoidflecken auch an den großen Halsgefäßen aus gebildet waren, ermöglichte es, die Selbständigkeit des sklerosierenden Gefäßschadens unter Beweis zu stellen. Mit dieser Trennung soll naturgemäß kein Unterschied im Wesen beider Prozesse betont werden. Beiden ist das Grundelement der Arteriosklerose zu eigen.

Fragen wir uns nun nach dem Zusammenhang zwischen der primär schon vorhandenen Gefäßkrankheit und dem nachfolgenden thrombotischen Verschluß, so gibt uns, wie bereits erwähnt, das feingewebliche Bild darüber lückenlosen Aufschluß. Die Ausbildung von sklerotischen Intimapolstern und die Ablagerung von Kalksalzen in den inneren Wandschichten ist naturgemäß mit einer, zumindest lokal beschränkten Elastizitätsverminderung verbunden. Die umschriebene Starre, besser die Rigidität mikroskopisch kleiner Wandbezirke — hier wirken sich vor allem die Veränderungen in den Innenschichten folgenschwer aus — erklärt schließlich die erhöhte Zerreißbarkeit gegenüber energetischen Beanspruchungen, selbst wenn diese innerhalb der Norm liegen. Ist der Locus minoris resistentiae geborsten, entstand also an diesem ein kleiner Einriß, so genügt die mechanische Wühlarbeit des Blutstromes, um die Lücke zu erweitern und wie im vorliegenden Fall mehr und mehr die Intima samt der Elastica interna in einem größeren Abschnitt abzulösen (Abb. 7). Dabei hängen die abgeschälten Gewebsbestandteile frei in der Lichtung und werden vom Blutstrom umspült. Diese Endarteriektomie schuf einerseits die günstigsten Voraussetzungen für das „Angehen" einer Abscheidungsthrombose, andererseits erlitt die Abdichtung der Wand gegenüber dem Blutstrom eine beträchtliche Einbuße, denn nicht nur die Muskulatur ist an manchen Stellen durch den Gefäßinnendruck deutlich verdünnt, sondern auch durch die Wühltätigkeit des Blutes gleichsam phlegmonös von Erythrocyten durchsetzt. Seinen endgültigen Abschluß findet der geschilderte Prozeß im Verschluß der Gefäßlichtung durch die progrediente Thrombose und in deren Fortschreiten gegen die Peripherie hin.

Versuchen wir nun das klinische Bild an Hand des morphologischen Substrates noch einmal aufzurollen, so kann mit einiger Sicherheit folgender Entwicklungsgang angenommen werden: Die vorgeschädigten Gefäße hielten den gehäuften Bagatelltraumen während des Fußballspieles („Köpfeln") nicht stand, es kam in der Intima der Art. carotis interna an umschriebener Stelle zu einem kleinen Einriß, was klinisch sich wahrscheinlich als „Stich im rechten Scheitelbereich" bemerkbar machte. Die durch den Reiz der Intimaverletzung ausgelösten Gefäßspasmen — gerade letzteren ist eine gewisse Bedeutung zuzumessen — reduzierten in zunehmendem Maße den Durchblutungsquotienten, was sich im Auftreten der Halbseitenlähmung symptomatisch äußerte. Die Verabreichung eines gefäßdilatierenden Mittels bewirkte über eine Weiterstellung der Anastomosen bzw. über eine Lösung der Spasmen, die sofortige Rückbildung der Lähmung. Die Blutversorgung des abhängigen Gehirnbezirkes war somit durch die kommenden sechs Tage gewährleistet. Der Wiedereintritt der Hemiplegie mußte schließlich in dem

Augenblick erfolgen, da der inzwischen gewachsene Thrombus die Durchblutungsgröße unter den kritischen Wert absinken ließ bzw. nach Ausdehnung auf die Sylvische Arterie auch die wirksame kompensatorische Hilfe der arteriellen Querverbindungen auf ein Minimum reduzierte. Betraf also beim Ersteintritt der Lähmung die zirkulatorische Insuffizienz lediglich den Funktionsstoffwechsel des Gehirns (der Beweis liegt in der fast völligen Rückkehr der Motorik), so war im Rahmen der Zweitlähmung schon nach dem klinischen Bild (zunehmende Bewußtseinstrübung, EEG) und dem angiographischen Befund eine schwere Beeinträchtigung auch des Strukturstoffwechsels anzunehmen, was sich letztlich auch im letalen Ausgang und am pathologisch-anatomischen Substrat als richtig erwies.

Zu klären wäre noch die Frage des Auftretens einer vorübergehenden motorischen Aphasie bei rechtsseitigem Carotisverschluß. Sofern man nicht einen Beobachtungsfehler oder die Möglichkeit annehmen will, daß es sich um einen Linkshänder gehandelt hat, bietet sich folgende Erklärungsmöglichkeit an: Durch die Thrombosierung der Hauptarterie für die rechte Hemisphäre kommt es zu einer Blutüberleitung aus dem Versorgungsgebiet der linken Seite. Damit ist, zumindest für die Zeitspanne bis zur Ausweitung der Kollateralen, eine Mangeldurchblutung links und damit das Auftreten einer Sprachstörung durchaus möglich. Für diese Erklärung spricht auch die Tatsache, daß in einem der noch zu besprechenden Fälle (Fall Nr. 7) das gleiche Phänomen beobachtet wurde.

War auch im vorliegenden (und in dieser Art erstmalig beobachteten) Fall durch den präexistenten Gefäßschaden schon von Anfang an eine Disposition zu einem Wandriß vorhanden, bedurfte es daher nur mehr eines Bagatelltraumas, um diesen manifest werden zu lassen, so muß andererseits betont werden, daß gerade beim Fußballsport gesundheitliche, vor allem cerebrale Schädigungen durch sogenannte Minimaltraumen keineswegs selten sind. Vor allem das Kopfballspiel, aber auch der Zusammenprall zweier Spieler vermag die verschiedensten cerebralen Komplikationen zu erzeugen:

So berichten KRAUS, MERREM und WÜLLENWEBER jeweils über zwei Fälle von subduralem Hämatom nach Kopfballspiel; TIWISINA über die Ruptur eines Carotisaneurysmas und WÜLLENWEBER über die Berstung eines solchen an der Art. communicans anterior und schließlich WALCHER über die Zerreißung der Art. communicans anterior durch Tritt gegen die linke Schläfe (mit Impressionsfraktur) bei einem 16jährigen Jungen. Die große Anzahl von Schädelverletzungen bei Fußballspielern ist in Sportunfallstatistiken bekannt (s. auch TITTEL). So gibt BECKER Mitteilung von 11 einschlägigen Fällen unter 196 sportbedingten stumpfen Schädeltraumen, BADER und KLOTZ sahen sogar 21 Fußballer unter 67 sportbedingten Kopfverletzungen. PÖSCHL und KRIEGER schließlich berichten erschreckende Zahlen: Unter 45 Todesfällen, die sich bei der Ausübung des Fußballsportes im Bereich eines Landessportverbandes innerhalb von 10 Jahren ereigneten, steht der Tod durch Schädeltraumen mit $27^0/_0$ ($18^0/_0$ unmittelbar, $9^0/_0$ mittelbar) an zweiter Stelle. Die 8 unmittelbaren Todesfälle verteilen sich auf die Gehirnblutung (5), auf Schädelbruch mit Gehirnquetschung (2) und auf Gehirnerschütterung und -quetschung (1), während die 4 mittelbaren ausschließlich durch Gehirnblutungen zustande kamen. Hinzu kommt noch ein weiterer Fall mit letalem Ausgang durch Carotisthrombose (nähere Angaben jedoch fehlen).

Als überraschend ähnlich unserem Fall erweist sich die allerdings nur klinisch gesicherte Beobachtung von FISHER und FRIEDMANN: Ein 15jähriger Junge stürzte am Fußballplatz während des Trainings plötzlich bewußtlos zusammen und zeigte zusätzlich Krämpfe. Während der Untersuchung, die eine ausgeprägte Schwäche der linken Körperseite ergab, war der Patient verwirrt und schläfrig. Wegen Verdachtes auf ein epidurales Hämatom wurden Bohrlöcher angelegt, die jedoch kein Ergebnis zeitigten. Schließlich konnte die Angiographie einen Verschluß der Art. carotis interna dextra knapp nach dem Abgang der Art. communicans posterior aufdecken. Die rasch durchgeführte Therapie mit Antikoagulantien vermochte die inzwischen deutlich gewordene Hemiparese in geringem Maße zu bessern und eine Defektheilung zu erreichen. Die Frage nach etwaigen Gefäßwandveränderungen als Grundlage für die Thromboseentstehung mußte hier naturgemäß unbeantwortet bleiben. Auch WEBER berichtet uns über einen thrombotischen Carotisverschluß knapp über der Bifurkation nach „Köpfeln" des Balles im Rahmen eines Fußballspiels.

Allerdings ist nicht nur der Fußballsport mit einer Hypothek derart schwerer Verletzungsfolgen belastet. Bei Berücksichtigung der Verbreitung dieser Sportart ist die relative Unfallsquote sogar als niedrig zu bezeichnen. Bei vielen anderen, im besonderen Kampfsportarten, muß in weit höherem Maße mit einer Gefährdung der Gesundheit durch Schädeltraumen gerechnet werden. Allen voran ist hier der Boxsport zu nennen, und auch dabei ist, wie uns die Mitteilungen von HOCKADAY sowie MURPHY und MILLER zeigen, mit dem Ereignis einer posttraumatischen Carotisthrombose zu rechnen. MURPHEY und MILLERs Beobachtung mag an dieser Stelle als Beispiel angeführt werden:

Ein 16jähriger Junge wurde stuporös, re. hemiplegisch und aphasisch einen Tag nach einem Boxkampf, der mit einer Punkteniederlage (kein Niederschlag!) des Betroffenen endete, in die Klinik eingeliefert. Er ging nach dem „fight" völlig normal nach Hause, war aber am nächsten Morgen nicht in der Lage, sich vom Bett zu erheben und unfähig, die rechte Seite zu gebrauchen. Die Arteriographie ergab einen imkompletten Verschluß der linken Art. carotis interna knapp nach ihrem Ursprung. Trotz operativer Ausräumung des Thrombus endete die sportliche Laufbahn des Jungen mit einer Defektheilung.

Doch nicht nur die ausgesprochenen Kampfsportarten, sondern auch weniger gefahrvolle sportliche Disziplinen haben, wenn auch wesentlich seltener, ihren tragischen Tribut zu entrichten. Die grundsätzliche Beurteilung dieser Komplikationen hat allerdings nach völlig anderen Gesichtspunkten zu erfolgen. Ihre Entstehung läßt sich zumeist auf das Zusammenwirken unglücklicher Umstände, seltener auf eigenes oder fremdes Verschulden zurückführen. So kommt es u. a. auch im Skisport in größeren Abständen immer wieder zu schweren Unfällen unter Umständen mit tödlichem Ausgang. PATSCHEIDER z. B. berichtet aus dem Innsbrucker Gerichtsmedizinischen Universitätsinstitut an Hand einer Zehnjahresstatistik (1950—1960) über 28 beim Skilauf tödlich Verunglückte. HAID gibt für das Einzugsgebiet der Chirurgischen Universitätsklinik Innsbruck, den Zeitraum 1944 bis 1954 berücksichtigend,

14 Todesfälle an. Im folgenden soll über zwei derartige Sportunfälle berichtet werden, denen eine Carotisthrombose zugrunde lag.

Fall 2: Auszug aus der Krankengeschichte der Chirurgischen Universitätsklinik, Innsbruck (Prot. Nr. 524/51 vom 4. 3. 1951)[3]:

Ein 25jähriger Skiläufer wurde auf einer sehr stark frequentierten Piste, als er sich stehend etwas ausruhen wollte, von einem zweiten Läufer angefahren und stürzte um. Er richtete sich sofort wieder auf, war nur kurze Zeit benommen und wollte die Fahrt fortsetzen. Dem Skiwildling, der scheinbar mit der Faust oder dem Knauf des Skistockes die linke Halsseite des Gestürzten getroffen hatte, war nichts zugestoßen. Ein Polizist des Streifendienstes, der den Unfall beobachtete, stellte lediglich eine kaum schmerzhafte Schwellung im Bereich der linken Halsregion fest, bewog den jungen Mann aber doch, die kurze Strecke zur Bergstation mit ihm zu Fuß zurückzulegen und die Heimfahrt mit der Seilbahn anzutreten. Während des Aufstieges konnte der Patient plötzlich nicht mehr sprechen, und bald hernach verspürte er eine Unsicherheit und Schwäche in der rechten Hand.

Aufnahmebefund der Chirurgischen Universitätsklinik, Innsbruck:

Rechtsseitige Hemiparese und rein motorische Aphasie. Allgemeinbefinden bis auf die angegebenen Ausfälle in keiner Weise beeinträchtigt. Eine Schwellung der linken Halsseite war kaum zu sehen bzw. zu tasten. Nur mit Mühe konnte der Patient von der Notwendigkeit seiner stationären Aufnahme überzeugt werden. Während der Nacht nahm die Halbseitenlähmung zu, das Allgemeinbefinden begann sich zu verschlechtern, das Sensorium sich zu trüben. Unter dem Verdacht einer intrakraniellen Blutung wurde am nächsten Morgen eine linksseitige Trepanation durchgeführt, die aber weder ein epidurales oder ein subdurales Hämatom noch Veränderungen am Gehirn selbst ergab. Unter rasch fortschreitender Verschlechterung, Vertiefung der Bewußtlosigkeit und Hinzukommen von Cheyne-Stokesscher Atmung starb der Patient bald nach der Operation, insgesamt 20 Std. nach dem Unfall.

Kurzer Auszug aus dem Obduktionsprotokoll (Nr. 48/51) des Gerichtsmedizinischen Institutes der Universität Innsbruck:

Äußeres: Im Bereich des linken Kieferwinkels und des linken Zungengrundes sowie der linken seitlichen Halspartie eine geringgradige Schwellung, die schwach bläulich durch die Oberhaut durchschimmert.

Schädelhöhle: An der Kopfschwarte, dem Schädeldach und der Dura die Folgen einer vor kurzem durchgeführten Trepanation zu sehen. Der knöcherne Schädel ansonst unversehrt. In den großen Blutleitern flüssiges Blut. Harte Hirnhaut mittelschwer abziehbar. Das Gehirn füllt die Schädelhöhle prall aus. Hirnwindungen abgeflacht. Am Durchschnitt finden sich im Operationsgebiet oberflächliche Erweichungen sowie Blutunterlaufungen der weichen Hirnhäute, jedoch noch keine mit freiem Auge erkennbare größere Erweichungsherde. Arteria carotis interna sinistra und der Anfangsteil der Art. cerebri media der gleichen Seite durch einen derben blauschwarzen Blutpfropf völlig verschlossen. Durch Herausnahme eines Teiles der Schläfenschuppe, des Felsenbeines sowie des Keilbeines und eines Teiles des Türkensattels kann die Art. carotis interna sinistra in ihrem Verlauf vom Foramen caroticum externum des Felsenbeines über den Canalis caroticus, Sulcus caroticus, Sinus cavernosus bis zur Einmündung in die Schädelhöhle genau verfolgt und ein völliger thrombotischer Verschluß in diesem gesamten Abschnitt festgestellt werden.

Halsorgane: Im Bereich des linken Kieferwinkels, des linken Zungengrundes sowie der linken Halsseite im oberen Drittel Blutunterlaufungen in den Halsweichteilen. Kehlkopfgerüst und Zungenbein o. B. Die linke Halsschlagader, die durch Blutunterlaufungen zieht, zeigt keine Veränderungen im besonderen, keinen thrombotischen Verschluß und keine Intimarisse.

Brustorgane: Lungenödem, zentraler Blutungs- bzw. Anschoppungsherd im linken Lungenunterlappen. Keine Fettembolie.

---

[3] Von PATSCHEIDER bzw. von HAID im Rahmen ihrer Zusammenstellungen von tödlichen Skisportverletzungen bereits einmal mitgeteilt.

Diagnose: Thrombose der linken inneren Kopfschlagader vom Schädelgrund bis in die Art. cerebri media reichend. Stumpfe Verletzungen der linken Halsseite mit Blutung in die Weichteile unter dem linken Schädelgrund und an der linken Halsseite. Zentraler Blutungs- bzw. Anschoppungsherd im linken Lungenunterlappen. Lungenödem.

Fall 3[4]*:* Ein 15jähriger Junge stürzte beim Skilauf auf einem Übungshang so unglücklich, daß er sich dabei das stumpfe Ende eines Skistockes in den Mund stieß (14 Uhr). Er war nicht bewußtlos, blutete jedoch beträchtlich aus der Mundhöhle. Der herbeigerufene Arzt veranlaßte die sofortige Überführung in die Klinik.

Aufnahmebefund an der HNO-Klinik der Universität Innsbruck (Prot. Nr. 68/40 vom 21. 1. 1940):

Im Bereich des weichen Gaumens eine schräg von der Uvula zum rechten 2. oberen Molaren verlaufende Rißquetschwunde. Oberer Pol der rechten Tonsille luxiert. Auch an der Unterlippe li. drei kleine Rißquetschwunden. Geringgradig ödematöse Schwellung der rechten Halsseite. Es wurde eine Wundrevision in Lokalanästhesie durchgeführt. Gegen 19.30 Uhr schläft der Patient ein, zeigt während der Nacht außer einem wiederholten Aufstöhnen und einer leicht röchelnden Atmung keine Besonderheiten, ist aber am nächsten Morgen nicht weckbar.

Die neurologische Untersuchung ergibt folgende Befunde: Bewußtlosigkeit, schlaffe Lähmung der linken Gliedmaßen. Passive Kopfbewegungen schmerzhaft, besonders das Rollen nach li. kaum möglich.

Reflexe: TSR, RPR beiderseits nicht auslösbar; GGR und BDR re. gut, li. nicht auslösbar. KSR, ASR li. lebhafter als re.; Babinski li. +, COR li. fehlend, re. schwach vorhanden. Pupillen annähernd gleich weit, reagieren beiderseits schwach.

Liquor: klar, Pandy +, 4000/3 Ery.

Der Zustand zeigt in den folgenden Stunden nur insofern eine geringe Besserung, als der Patient auf Anruf reagiert und auch fähig ist, seinen Namen zu nennen, doch schon am Nachmittag besteht wieder völlige Bewußtlosigkeit. Der dringende Verdacht auf eine re. cerebrale Blutung gibt die Veranlassung zu einer Probebohrung (20 Uhr), die jedoch negativ verläuft. Während der Nacht weitere Zunahme des Komas bis schließlich am Morgen des nächsten Tages (23. 1.) unter den Zeichen der Atemlähmung der Tod eintritt.

Auszug aus dem Obduktionsprotokoll des Gerichtsmedizinischen Institutes der Universität Innsbruck (Prot. Nr. 8/40 vom 23. 1. 1940):

Schädelhöhle: An der Kopfschwarte (rechte Schläfenseite und hinter dem rechten Ohr) je eine 4 cm lange durch Knopfnähte verschlossene Operationswunde. Darunter, im Stirn- und Scheitelbein, je ein Bohrloch. Schädelraum durch das überaus feucht erscheinende Gehirn prall ausgefüllt. Das Versorgungsgebiet der rechten Art. cerebri media deutlich weicher als die übrigen Abschnitte und leicht eingesunken. Mittellinie nach li. verschoben. Rechter Linsenkern und Kopf des rechten geschweiften Kernes himbeerrot gefärbt. Art. carotis interna dextra, Anfangsteil und Hauptstamm der Art. cerebri media dextra, 2,5 cm vom Ursprung entfernt, spindelig aufgetrieben und von einem Blutpfropf ausgefüllt. Am weichen Gaumen zeigt sich ein dreisträhniger, notdürftig durch Knopfnähte verschlossener Riß von 2,5 cm Ausdehnung. Er reicht bis an den harten Gaumen einerseits und bis an die rechte Tonsille andererseits heran. In der Umgebung desselben sind die Weichteile gequetscht und blutunterlaufen. Von diesem Einriß zieht zwischen Kopfnicker und tiefer Halsmuskulatur ein Wundgang nach rückwärts bis zum Warzenbein, dessen Wände ebenfalls blutunterlaufen sind. Nach Herausnahme der Halsorgane zeigt sich, daß der Stumpf der rechten Arteria carotis interna vom Schädelgrund mitten in den gequetschten Bezirk hornförmig vorragt. Bei der vorsichtigen Präparation zeigt sie sich im obersten Abschnitt spindelförmig erweitert und prall durch einen Blutpfropf ausgefüllt. Rechter Processus pterygoideus gebrochen.

Brustorgane: Einatmung von Mageninhalt mit beginnender Lungenentzündung.

---

[4] Von KIENER bzw. PRIETZEL (1940) in Form einer Kasuistik bereits mitgeteilt.

Bauchorgane: Keine Veränderungen.

Diagnose: Thrombose der Art. carotis interna dextra unmittelbar vor ihrem Eintritt in den Canalis caroticus auf Grund einer gedeckten Verletzung ihrer Innenhaut — Embolischer Verschluß der Art. cerebri media dextra. Zum Teil blutige Gehirnerweichung im Ausbreitungsgebiet des verstopften Gefäßes. Einatmung von Mageninhalt mit beginnender Lungenentzündung.

Bedauerlicherweise liegen von diesen beiden Beobachtungen (die, was die Ursache betrifft, in der Literatur bis auf den Fall von KIRCHMAIR keine Parallele besitzen) keine feingeweblichen Untersuchungen vor. Die Art der Wandschädigung wäre gerade für unsere Belange von großem Interesse gewesen. Der makroskopisch gesicherte Befund der traumatisch bedingten Carotisthrombose bleibt indes unangetastet. Betrachten wir den Unfallhergang, so stellen beide Fälle eine Besonderheit dar. Hat der erste streng genommen keine Beziehung zu einer sportlichen Betätigung, besitzt er vielmehr wegen der tragischen Folgen eines harmlosen Bagatelltraumas Interesse, so ist beim zweiten Fall die ungewöhnliche Komplikation eines Sturzes beim Skilauf erwähnenswert.

Der Verlauf beider Unfälle ist als besonders typisch zu bezeichnen. Der Verletzungsmodus für den 25jährigen Mann findet in den später wiedergegebenen pathogenetischen Deutungsversuchen seine volle Erklärung. Förderlich für die Entstehung der Thrombose mag sich hier allerdings die Weichteilblutung am linken Schädelgrund ausgewirkt haben. Die Annahme einer leichten Kompression des Gefäßes mit nachfolgender Verlangsamung der Blutströmung erscheint uns gerechtfertigt.

In Fall 3 wurde die Art. carotis interna in einem Abschnitt, der sonst durch seine verborgene Lage (Spatium parapharyngicum) gegenüber äußeren mechanischen Einwirkungen völlig geschützt erscheint, einer direkten Gewalteinwirkung ausgesetzt. Hier zieht das Gefäß knapp unter der Mundschleimhaut 1,5 cm von der Tonsille entfernt zur Schädelbasis.

Fälle so gearteter stumpfer Carotisverletzungen sind im Schrifttum bereits bekannt (BRAUDO, CALDWELL, FAIRBURN). Vor allem Kinder scheinen hier einer gewissen Gefahr ausgesetzt zu sein.

Die weitaus größte Anzahl von posttraumatischen Thrombosen im Carotisstromgebiet entsteht jedoch nach Verkehrsunfällen (s. Abb. 15). Das Leiden gewinnt daher mehr und mehr den Wert eines höchst bedeutsamen Ereignisses, dessen Kenntnis neben den üblichen Verletzungsfolgen nun zum Rüstzeug eines jeden Arztes gehören müßte. BRENNER und Mitarb., COLAS und Mitarb., FOTOPULOS, GERSTENBRAND und Mitarb., HIGAZI, ISFORT, TÖNNIS, VIGOUROUX und LAVIEILLE, ZETTEL und Mitarb. u. a. sind die Autoren der jüngsten Arbeiten auf diesem Gebiet. Nicht überraschen darf es, daß Rad- und Motorradfahrer sowie Fußgänger unter den Betroffenen sehr häufig aufscheinen, sind doch diese schon grundsätzlich im Verkehr den größten Gefahren ausgesetzt. Zwei eigene Beobachtungen seien im folgenden kurz wiedergegeben:

Fall 4: Auszug aus der Krankengeschichte (Prot. Nr. 784/1963 vom 5. 4. 1963) *der Chirurgischen Universitätsklinik in Innsbruck:*

Ursula D. (42 Jahre alt) erlitt am 4. 4. 1963 um 12.45 Uhr einen Autounfall durch Frontalzusammenstoß, wobei unmittelbar nachher ein weiterer Wagen von hinten auffuhr. Nach Angaben des einweisenden Arztes war die Frau nach dem Unfall weder verwirrt noch bewußtlos, im Gegenteil sogar ansprechbar. Nach etwa 20 Min. gab sie deutend zu verstehen, daß es ihr plötzlich unmöglich geworden sei, zu sprechen. Eine Viertelstunde später wurde die Patientin bewußtlos und deshalb unverzüglich in ein Provinzkrankenhaus gebracht. Gegen 17 Uhr plötzlich heftiges Erbrechen und Auftreten von beidseitigen Streckkrämpfen. Die rechte Pupille erwies sich als weit- und lichtstarr. Da dieses Zustandsbild keinerlei Anzeichen einer Besserung erkennen ließ, wurde die Überführung in die Chirurgische Universitätsklinik Innsbruck noch in derselben Nacht veranlaßt.

Befund bei der Einlieferung: Mittelgroße, schlanke Frau, liegt bewegungslos ausgestreckt, den Kopf stark nach re. gewendet, den rechten Arm gebeugt, den linken ruhig am Körper liegend. Durch die Untersuchung (im besonderen die Reflexprüfung) sind krampfartige Beuge- und Streckbewegungen auslösbar. Am ganzen Körper sind zahlreiche Contusionshämatome nachweisbar, besonders deutlich präkordial und am Kinn re. Der Puls liegt bei 84, ist rhythmisch und gut gefüllt. Atmung sehr regelmäßig und tief. Nacken weich. Die Bulbi nach oben gerichtet, divergierend und in ununterbrochener Bewegung. Pupillen beiderseits 4 mm weit. Lichtreflexe o. B., ebenso der COR beiderseits gut auslösbar. Auf der rechten Seite ist eine Mundfacialisparese festzustellen. Wegen der leicht auslösbaren Beugereflexe an den Armen und der Streckstarre an den Beinen sind die Sehnenreflexe nicht bestimmbar. Babinski beiderseits überaus leicht anregbar.

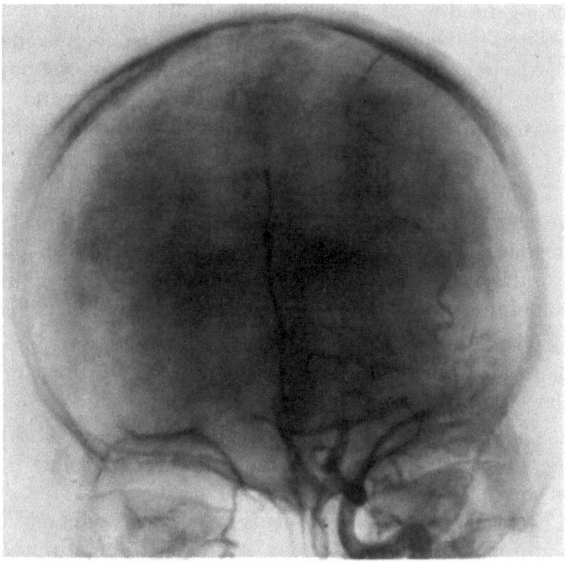

Abb. 9. *Fall 4:* 42jähr. Frau. Linksseitige Carotisangiographie: Kontrastmittelstop im mittleren Abschnitt der Art. cerebri media sin.

Neurologische Beurteilung: Dringender Verdacht auf intrakranielles Hämatom. Leichte linkshirnige Zeichen. Im Hinblick auf die Anamnese und die mögliche linkshirnige Seitensymptomatik wird zunächst die Kontrastfüllung der Carotiden ausgeführt.

Arteriographie: Li.: die A. cer. anterior steht streng median, die Art. cerebri media ist nur im Anfangsteil gut gefüllt (Abb. 9). Re.: Ergibt lediglich eine Füllung der Art. carotis externa.

Neurochirurgische Beurteilung: Nach der Arteriographie ist ein intrakranielles Hämatom sehr unwahrscheinlich, doch ist die Anamnese derart verdächtig, daß man sich entschließt, eine Probebohrung vorzunehmen.

Operation: Nach Anlegen je eines linksseitigen tief temporalen und temporoparietalen Bohrloches läßt sich ein epidurales Hämatom nicht nachweisen. Die tief temporale Trepanationsöffnung wird auf etwa 10-Schilling-Stück-Größe erweitert und die Dura gespalten. Es besteht ein Hirnödem. Die Sondierung mit einem Gummikatheter läßt weder frontal noch basal oder temporo-parietal ein subdurales Hämatom erkennen. Da arteriographisch die Art. cerebri anterior median steht, kann auch ein rechtsseitiger Prozeß ausgeschlossen werden.

Postoperativ ist die Bewußtseinslage unverändert, beide Pupillen ziemlich eng und nur geringgradig reagierend. In den nächsten Stunden ergibt sich eine geringe, aber doch deutliche Verschlechterung des neurologischen Befundes. Die laufend durchgeführten Kontrolluntersuchungen durch den Neurologen lassen eine stete Rückbildung der neurologischen Leistungen erkennen. Der Tod tritt 33 Std. nach dem Unfall ein.

Auszug aus dem Obduktionsprotokoll (Nr. 169/63) *des Gerichtsmedizinischen Institutes der Universität Innsbruck:*

Äußeres: Mehrfache Blutunterlaufungen, unter anderem an der rechten Kinnseite, unter dem rechten Kieferwinkel und an der rechten Halsseite, alle in ca. Schillingstückgröße, sowie an der Haut des vorderen Brustkorbes, am linken Oberarm (hier sehr ausgedehnt) und am rechten Unterarm.

Schädelhöhle: Kopfschwarte mit einem schillingstückgroßen Hämatom im Stirnbereich. Schädeldach mit den entsprechenden Folgen nach Anlegung von linksseitigen Bohrlöchern. Keine Schädeldach- oder Basisfraktur. Harte Hirnhaut leicht abziehbar. Keine epi- oder subdurale Blutung. Hirnbasisgefäße durchwegs zartwandig. Der 5 cm lange Endabschnitt der Art. carotis interna sinistra nach Abgang der Art. communicans posterior sinistra, ein großer Teil der Art. cerebri anterior sinistra und die gesamte Art. cerebri media dieser Seite bis in die Verzweigungen hinein spulrund und von einem kompakten, zum Teil blauroten, zum Teil schmutziggrau gefärbten Blutpfropf völlig ausgefüllt. Syphon der Art. carotis sowie ihr intraossärer Abschnitt unverändert. Gehirn leicht vergrößert. An der Oberfläche die Zeichen des Hirndruckes (Windungen abgeplattet, Furchen verstrichen). Deutlicher Druckconus im Bereich der Kleinhirntonsillen! Das linke Stammgangliengebiet sowie ein größerer Anteil der umgebenden weißen Substanz matschig-weich und graumißfarben. Die übrigen Gehirnanteile sowie das Ventrikelsystem unverändert.

Hals- und Brustorgane: Massive Fettembolie der Lungen. Schleimig-eitrige Tracheobronchitis. Hypostatische und Aspirationspneumonien besonders in den Lungenunterlappen. Keine Befunde der Arteriosklerose (im besonderen erweisen sich die Halsschlagadern als unverändert).

Bauchorgane: Keine pathologischen Befunde.

Histologische Untersuchung des Endabschnittes der Art. carotis interna sinistra, der Art. cerebri media sinistra und deren Äste: Der gesamte Gefäßabschnitt wurde in zehn Einzelblöcke zerlegt und so in Form von Stufen einer genauen Untersuchung unterzogen. Zunächst ergaben sich an verschiedenen Stellen flach polsterartige Wandverdickungen, die streng auf die Innenschicht begrenzt blieben und durch eine zellige und faserige Bindegewebszunahme der Intima sowie durch eine Aufsplitterung der Elastica interna ihre Kennzeichnung erfuhren. Seine Besonderheit erlangte dieser Befund jedoch dadurch, daß die Innenhaut an einem so veränderten Bereich einen gut erkennbaren Einriß aufwies (Abb. 10). Dabei zeigte sich der gesamte sklerotische (aber nicht verkalkte!) Plaque samt der Elastica interna von der Tunica media abgehoben und gegen die Lichtung vorragend. Die intravitale Entstehung des Befundes ließ sich durch zwei Kennzeichen beweisen: Erstens war der durch die Polsterablösung entstandene Spalt von Blut ausgefüllt, zweitens zeigten sich am abgehobenen Plaque bereits Zeichen von Ernährungsstörungen, im besonderen Pyknoseerscheinungen an den Bindegewebskernen. Eine zweite Intimaläsion in Form eines Einrisses mit nachfolgender leichter Abhebung eines Fragmentes fand sich weitab vom ersten Defekt in

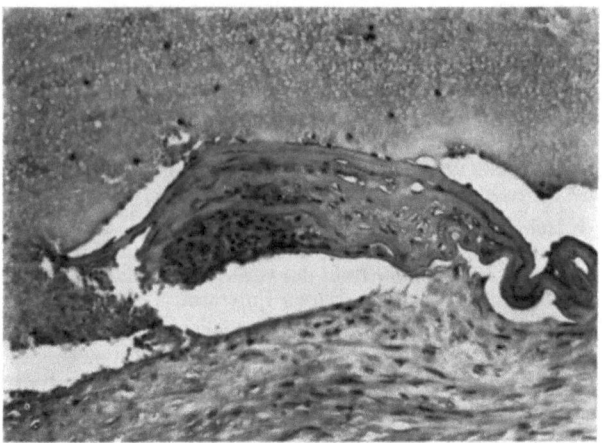

Abb. 10. *Fall 4:* 42jähr. Frau. Arteria cerebri media sinistra: Eingerissener und von der Tunica muscularis abgehobener sklerotischer Intimaplaque. Im entstandenen Spalt reichlich rote Blutkörperchen. H.-E. Färbung. 300 ×

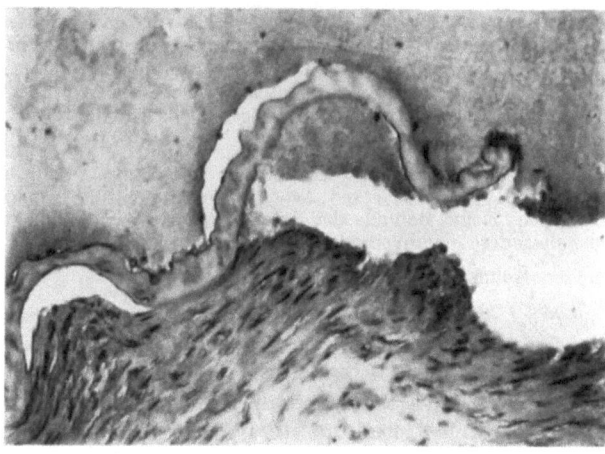

Abb. 11. *Fall 4:* 42jähr. Frau. Arteria cerebri media snistra: Intimaeinriß mit Abhebung eines Fragmentes und Eindringen von Erythrocyten in den Spaltraum ("Mikroaneurysma dissecans") H.-E. Färbung. 300 ×

einem scheinbar nicht vorgeschädigten Gefäßbereich (Abb. 11). Da jedoch keine Serienschnittuntersuchung durchgeführt wurde, ist die Wahrscheinlichkeit sehr groß, daß es sich um den Nachbarschaftsbereich (Rißausläufer) eines wiederum eingerissenen arteriosklerotischen Polsters handelt. Die Lichtung des untersuchten Gefäßbereiches war abwechselnd durch gemischte bzw. rote Thromben völlig ausgefüllt.

Fall 5: Auszug aus der Krankengeschichte der Chirurgischen Universitätsklinik, Innsbruck (Prot. Nr. 642/1939)[5]:

Ein 36jähriger Motorradfahrer stößt auf einer übersichtlichen Straße durch ein plötzliches und ungeklärtes Hinüberwechseln von der rechten auf die linke Straßenseite mit einem zweiten Motorradfahrer frontal zusammen. Er ist nur kurze Zeit bewußtlos, erwacht bereits, als ihm Passanten Hilfe leisten, bietet aber das Bild eines schweren Schockzustandes (16 Uhr).

Aufnahmebefund an der Chirurgischen Universitätsklinik in Innsbruck: Volles Bewußtsein, etwas schwer besinnlich. Zahlreiche Frakturen der linken Gliedmaßen (Oberschenkel, Unterschenkel, Unterarm, offene Kniegelenksverletzung). Mehrfach Hautwunden bzw. Abschürfungen. Um 19 Uhr wird der Patient bewußtlos und zunehmend li. hemiplegisch. Bei der Liquorpunktion wurde klarer Liquor gewonnen. Die Fundi waren normal. Wegen des Verdachtes auf eine intrakranielle Blutung wird am nächsten Morgen beidseits temporal ein Bohrloch angelegt. Ein epi- oder subdurales Hämatom ließ sich jedoch nicht nachweisen. Ohne das Bewußtsein wiederzuerlangen, stirbt der Patient vier Tage später.

Obduktionsdiagnose (Prot. Nr. 44/39 des Gerichtsmedizinischen Institutes der Universität Innsbruck): Vollständiger thrombotischer Verschluß der rechten mittleren Hirnschlagader an der Stelle ihrer Aufgabelung. Hirnerweichung in ihrem Versorgungsgebiet mit kleinen Blutaustritten, vorwiegend im Linsenkern, im Kopf des geschweiften Kernes und in der Rinde der Insel. Herdförmige Lungenentzündungen. Fettembolie. Foramen ovale geschlossen. Histologisch fand sich im thrombosierten Bereich innerhalb der Muskelschicht eine uncharakteristische Infiltration mit rundkernigen Entzündungszellen. Befunde der Arteriosklerose oder ein Intimaeinriß konnten nicht festgestellt werden, allerdings wurde das Gefäß nicht serienmäßig untersucht.

Daß es bei Vorhandensein eines präexistenten Gefäßwandschadens nicht einmal eines sogenannten Bagatelltraumas bedarf, sondern allein der mechanische Druck über einen längeren Zeitraum hin genügen kann, um eine wandständige Thrombose in Gang zu bringen, beweist unsere nächste Beobachtung:

Fall 6: Auszug aus der Krankengeschichte des Landeskrankenhauses Natters (Prot. Nr. 7256/60 vom 1. 7. 1960):

Ein 55jähriger Mann kam wegen eines rechtsseitigen pathologischen Lungenbefundes zur stationären Aufnahme. Unter der Verdachtsdiagnose Neoplasma bronchi oder Tuberculom wurde am 30. 6. 60 eine rechtsseitige Pneumonektomie durchgeführt, die völlig komplikationslos verlief. Am 3. 7. war der Patient bereits afebril. In den frühen Morgenstunden des nächsten Tages kam es plötzlich zu einer schlaffen Lähmung der rechten Körperhälfte. Die neurologische Untersuchung ergab eine totale, schlaffe, rechtsseitige Hemiplegie und eine zentrale Facialisparese auf derselben Seite sowie eine motorische und sensorische Aphasie. Die abschließende Diagnose lautete: Links-cerebraler Insult (Embolie? Carotisverschluß li.?). Therapeutisch wurde Strophantin und Euphillin verordnet. In den Abendstunden trat wiederum Fieber auf. Der Zustand verschlechterte sich zusehends, die Temperaturen wurden hochfebril, und unter den Zeichen zunehmender Bewußtlosigkeit starb der Patient am nächsten Tag (5. 7. 1960).

Die pathologisch-anatomische Untersuchung des Operationspräparates (E 7256—59/60) ergab eine hühnereigroße silikotische Herdbildung („Silikom") im rechten Lungenunterlappen, zahlreiche subpleurale (reiskorngroße) Silikoseknoten und weiters einen silikotischen Befall auch der Hiluslymphknoten. Die klinische Verdachtsdiagnose Neoplasma oder Tuberculom konnte somit nicht bestätigt werden.

Auszug aus dem Obduktionsprotokoll des Pathologisch-Anatomischen Institutes der Universität Innsbruck (Prot. Nr. 39394/489 vom 6. 7. 1960):

---

[5] Von KRAULAND 1949 bereits kurz mitgeteilt.

Äußeres: Leiche eines 170 cm großen, 68 kg schweren Mannes in gutem Ernährungszustand. An der rechten Thoraxaußenseite, ungefähr in Höhe der 6. Rippe, eine 29 cm lange, querverlaufende, durch Einzelknopfnähte verschlossene Operationswunde (Zustand nach Pneumonektomie vor 6 Tagen).

Schädelhöhle: Kopfschwarte, knöchernes Schädeldach und Dura o. B. In den großen Blutleitern flüssiges Blut. Weiche Hirnhäute nur mäßig gespannt, zart und durchsichtig. Liquor klar. Hirnbasisgefäße durchweg zartwandig. Lumen der linken Art. carotis interna bis knapp vor die Aufteilungsstelle in ihre beiden Äste, durch einen spulrunden kompakten braunroten Blutpfropf verschlossen. Gehirn 1430 g schwer. Am Oberflächenrelief keine besonderen Abweichungen. Große Teile des linken Stammgangliengebietes (im besonderen Caput nuclei caudatis) graublau verfärbt, von zahlreichen Blutpunkten durchsetzt und deutlich weicher als die Umgebung. An den Durchschnitten durch die rechte Großhirnhemisphäre sowie das Kleinhirn und das verlängerte Mark keine Veränderungen.

Hals- und Brustorgane: Schleimig-eitrige Tracheobronchitis. Rechte Lunge entfernt. Silikose der Brust- und Bauchlymphknoten. Linke Lunge seitlich und paravertebral strang- bzw. flächenhaft an das Rippenfell fixiert. Pleura glatt und glänzend, aber mit zahlreichen reiskorngroßen flächigen Hyalinisierungen sowie vereinzelt durch erbsengroße völlig verkalkte Knoten stärker vorgewölbt und narbig verzogen. Massives Lungenödem. Im paravertebralen Abschnitt des Oberlappens ein subpleural gelegener haselnußgroßer, stark verdichteter und grau-schwarz verfärbter Bezirk, der sich allmählich in der Umgebung verliert. Höhergradige Coronarsklerose. An der Aortenintima nur einzelne umschriebene Lipoidflecken. Lumen der Art. carotis interna sinistra knapp nach ihrem Ursprung durch einen bis 2 mm dicken Atheromherd, dem sich an einer aufgerauhten Stelle ein spulrunder, kompakter Abscheidungsthrombus angelagert hat, völlig verlegt.

Bauchorgane: Silikotischer Befall sämtlicher Bauchlymphknoten.

Histologische Untersuchung der Art. carotis interna sinistra:

Beträchtliche, aber auf einen umschriebenen Bereich beschränkte polsterartige Verdickung der Intima, deren Ursache in einer Faservermehrung, aber auch zelligen Bindegewebswucherung zu suchen ist. Großteil der faserigen Anteile hyalinisiert. Daneben ausgeprägte Lipoideinlagerungen. Das Besondere erreicht jedoch der Herd durch eine beträchtliche, vor allem endothelnahe frische Gewebsverquellung, die an manchen Stellen zu einer Aufsplitterung der einzelnen Bestandteile geführt hat. Dem sklerotischen und zum Teil verquollenen Intimabeet sitzt ein typisch gebauter Abscheidungsthrombus auf, der die Lichtung des Gefäßes restlos verschließt.

Hinsichtlich des präexistenten Gefäßschadens ergeben sich in diesem Fall deutliche Parallelen mit den Beobachtungen 1 und 4. Hier wie dort konnten örtlich begrenzte Intimaveränderungen, die sich eindeutig der Arteriosklerose zuordnen ließen, nachgewiesen werden. Verschieden ist jedoch das Bindeglied zur sekundär entstandenen Thrombose. War es in den ersten Fällen in einem Einriß der spröden und unnachgiebigen Innenhaut zu suchen, so muß hier ein Vorgang angeschuldigt werden, dem allgemein betrachtet im histogenetischen Gesamtplan der Arteriosklerose als phasisches Ereignis eine wesentliche Bedeutung hinsichtlich der Progredienz der Erkrankung zukommt, nämlich die sogenannte „Beetverquellung". Genügt auch dieser häufige und normalerweise in ruhigen, geregelten Bahnen verlaufende Prozeß der Dyshydrose (BREDT), also der Flüssigkeitsaufnahme von der Gefäßlichtung her für unsere Beweisführung nicht, so weiß man auch, daß unter besonderen Voraussetzungen dieser Quellungsvorgang als akutes Ereignis innerhalb kürzester Zeit abzurollen vermag und je nach Lokalisation sogar den weitestgehenden Verschluß des Gefäßes zur Folge haben kann (man denke nur an den plötzlichen Herztod, vor allem junger Menschen). Daß diese akute Intimaschwellung entsprechende stoffwechselmäßige und morphologische Voraussetzungen für das Angehen einer Thrombose mit sich bringt, ja gleichsam den Nährboden dafür darstellt, ist über jeden Zweifel erhaben. Unsere Frage hat sich also zwangsläufig nach dem auslösenden Moment der Beetverquellung zu richten. Mit der Linkslagerung des Patienten bei der rechtsseitigen Pneumonektomie fällt das laterale Halsgebiet mit seinem empfindlichen Gefäß-(Nerven-)Strang in das Gebiet der Aufliegestellen und ist damit einer gewissen Druckwirkung ausgesetzt, die je nach dem Grad und der Art der Polsterung ein verschieden starkes Ausmaß erreichen wird. Folgenden weiteren Entwicklungsgang ist man berechtigt anzunehmen: Durch die länger dauernde passive Druckwirkung kommt es über eine Behinderung der Säftezirkulation in den inneren Schichten der Gefäßwand am Locus minoris resistentiae — dem solitären sklerotischen bzw. atheromatösen Plaque — zu einer akuten Ernährungsstörung, die sich mikroskopisch in einem starken Ödem der vorgeschädigten Intima und in zunehmender Verquellung der einzelnen Gewebsbestandteile bis zur Histolyse äußert. Hier tritt uns also der Sauerstoffmangel, die Gewebshypoxydose als unmittelbar wirksames, pathogenetisches Prinzip entgegen. Es ist bei der angegebenen Lokalisation denkbar, daß nicht nur der Druck, sondern zusätzlich auch der Gegendruck von Seiten der knöchernen Unterlage (Wirbelsäule) die Wirkung des sanften, länger anhaltenden Gefäßtraumas wesentlich verstärkt.

Wie schon angedeutet, benötigt die Entstehung der Thrombose keine gesonderte Erklärung, sondern schließt sich zwanglos dem Prozeß der plötzlichen Stoff- und Strukturänderung der Gefäßinnenschicht an. Gefördert allerdings wurde diese letzlich tödlich endigende Komplikation durch — wohl nicht bewiesene, jedoch als sicher anzunehmende — Verschiebungen im Blutchemismus, die zweifachen Ursprungs sind und einerseits dem operativen Eingriff selbst, andererseits aber auch der Silikose als der bestehenden Grundkrankheit zu Lasten gelegt werden müssen.

Als wesentliche Erkenntnis dieser Beobachtung ist die Tatsache besonders zu betonen, daß nicht nur grobe Traumen im Halsgebiet eine direkte Gefäßwandschädigung erreichen können, sondern auch eine mäßige Druckwirkung (entscheidend allerdings ist hier der Zeitfaktor) solche Veränderungen erzeugen kann. Die Koppelung mehrerer tragischer Umstände (umschriebene solitäre sklerotische Plaque bei sonst beinahe unwesentlichen Intimaveränderungen in diesem Gefäßabschnitt, mechanische Druckwirkung gerade im genannten Bereich, postoperative Thromboseneigung, Grundkrankheit) gibt dem Fall allerdings das Gepräge eines nicht allzu häufigen Vorkommnisses.

Auch für diese Beobachtung (im besonderen was das auslösende Trauma anlangt), fanden wir im Schrifttum keinen ähnlich gearteten

Fall. Lediglich der Fall HOLZERs, welcher jedoch das Vertebralisstromgebiet betrifft, läßt manche Analogien erkennen:

Es handelte sich dabei um einen 38jährigen Mann, dem das linke Ganglion cervicale inferior und -thorakale I wegen Plexuslähmung infolge Granatsplitterverletzung reseziert wurde und der 40 Std. postoperativ starb. Die Obduktion ergab einen thrombotischen Verschluß der linken Art. vertebralis ab dem Eintritt in die Schädelhöhle. Die ursprüngliche Vermutung, daß die extreme Seitwärtsdrehung des Kopfes bei der Operation die Thrombose auslöste, fand ihre Bestätigung an Drehversuchen mit Winkelmessern, die der Verfasser an Leichen durchführte. Starke Lateraldrehung des Schädels hatte eine Undurchgängigkeit (Abklemmung) der gegenseitigen Wirbelsäulenschlagader zur Folge.

Bekannt geworden sind Carotisthrombosen schließlich nach Würgung des Halses bzw. nach Strangulation (KAESER, LÖBLICH, NORDMANN, RICHTER und KAESER) und sogar nach gewöhnlicher Palpation des Gefäßes (JUDAH und SAPIRSTEIN, MARMOR). Zu betonen ist, daß es sich bei diesen Fällen nur zum Teil um ältere Menschen mit schon beträchtlichen arteriosklerotischen Veränderungen an den betroffenen Gefäßen handelte. Zur genauen Abklärung der Zusammenhangsfrage zwischen Trauma und Gefäßthrombose ist es gerade bei den harmlosen traumatischen Einwirkungen überaus wichtig, eine enge zeitliche Beziehung des Traumas zur klinischen Manifestation zu fordern.

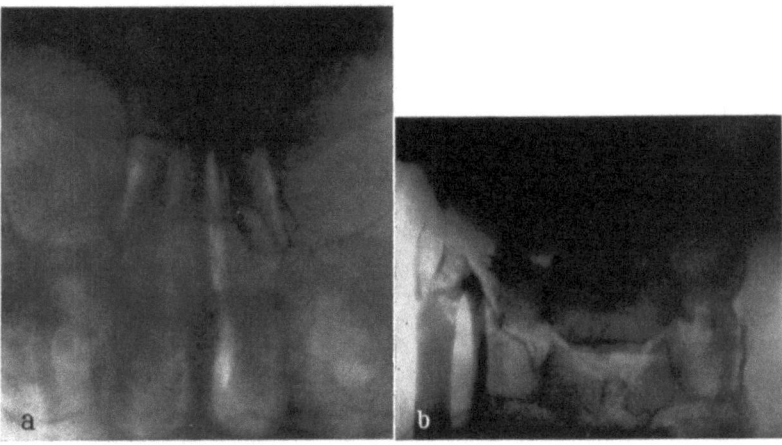

Abb. 12. *Fall 7:* 30jähr. Mann. Rechtsseitige Carotisarteriographie. a 15. 6. 1963, 22 Uhr: Kontrastmittelstop an der Schädelbasis; b 16. 6. 1963, 8 Uhr: Abbruch des Schattens im mittleren Halsabschnitt der Art. car. int. (retrogrades Thrombuswachstum)

Fall 7: Auszug aus der Krankengeschichte der Neurologischen Universitätsklinik, Innsbruck (Prot. Nr. 876/63 vom 16. 6. 1963):

Ein 30 Jahre alter chronischer Trinker und Raufer wurde nach einer Schlägerei und nach einem mit seinen Freunden veranstalteten Wettrennen zum nächsten Gasthaus bewußtlos unter einem Gebüsch aufgefunden. Kurz vorher hatte er über Übelkeit geklagt (15. 6. 63, 22 Uhr). Der Aufnahmebefund ergab eine linksseitige armbetonte Hemiparese, motorische Aphasie, starke motorische Unruhe der rechten Seite, Somnolenz und zahlreiche Hauthämatome an der Thoraxrückseite und im

Bereich der Lendenwirbelsäule. GGR li. fehlend. Der Augen- und Röntgenbefund ergab keine Veränderungen. Die rasch durchgeführte Arteriographie ergab einen Verschluß der Art. carotis interna dextra an der Schädelbasis (Abb. 12a). Die Kontrollarteriographie am nächsten Tag zeigte, daß der Thrombus bis in den Halsabschnitt gewachsen war (Abb. 12b), der Stopp fand sich in Höhe der Teilungsstelle der Art. carotis communis dextra. Der Patient wurde nach Sicherung der Diagnose mit einer halben Tablette Sintrom behandelt. Die Prothrombinwerte wurden bei 20 gehalten. Die Hemiparese bildete sich soweit zurück, daß der Patient fähig ist zu gehen und Stiegen zu steigen. Psychische Störungen blieben jedoch weitgehend erhalten (Negativistische Einstellung, Sprechfaulheit, Eigensinnigkeit, kindisches Benehmen etc.), und die Kontrollarteriographie zeigte am 5. 8. 63, daß der Gefäßverschluß unverändert weiter besteht.

Epikritisch betrachtet ist bei dem Patienten das traumatische Geschehen als auslösende Ursache für die Carotisthrombose keineswegs gesichert, sondern nur als wahrscheinlich zu betrachten. Von besonderem Interesse jedoch erscheint uns, daß die Wachstumsgeschwindigkeit des Thrombus, innerhalb von 10 Stunden etwa 12 cm abwärts, einwandfrei belegt werden kann. Durch die Behandlung mit Antikoagulantien gelang es, das Fortschreiten der Thrombose in peripherer Richtung aufzuhalten und eine Defektheilung zu ermöglichen.

In diesem Rahmen erscheint es abschließend noch notwendig, auf eine bisher kaum beachtete Fragestellung hinzuweisen: Sprechen wir von traumatischer Carotisthrombose, so erwarten wir ein bestimmtes, akut ablaufendes klinisches Erscheinungsbild, erfahren über direkte Zusammenhänge mit einem stumpfen Trauma und sind uns stets des möglichen tragischen Ausgangs (Tod oder Defektheilung) bewußt. Wir dürfen jedoch nicht vergessen, daß es außer diesem apoplektiformen Typ der Carotisthrombose auch eine klinisch völlig anders verlaufende, schubweise bzw. chronisch progrediente Verlaufsform gibt (s. RICHTER und KAESER). Werden auch den zuletzt genannten Formen andere kausale Entstehungsbedingungen zugeschrieben, so ist der Gedankengang nicht von der Hand zu weisen, daß ein- oder mehrmalige harmlose Traumen gegen das Halsgebiet entsprechend ihrer unterschwelligen Dosis und ihrer geringeren Wirkung einen wesentlich langsameren bzw. schubweisen Gefäßverschluß zu erzeugen imstande sind und damit die Voraussetzungen für ein völlig anders geartetes klinisches Erscheinungsbild geschaffen werden. Eine in späteren Jahren autoptisch festgestellte alte Carotisthrombose läßt naturgemäß keine Rückschlüsse auf ein stattgehabtes Trauma zu. Mag die Zahl solcher unkontrollierbarer Fälle auch klein, ihre praktische Bedeutung daher gering sein, die Möglichkeit dazu scheint uns jedenfalls gegeben.

LÖBLICH, der sich mit der gutachtlichen Bedeutung posttraumatischer Thrombosen der Art. carotis beschäftigte, fordert daher mit Recht, man solle von der Fragestellung ausgehen, welchen Einfluß das Trauma innerhalb der Gesamtsituation bei der Entstehung der Thrombose gehabt habe. Ebenso verlangt MÜLLER, daß man im Rahmen der Zusammenhangsfrage einen kritischen Maßstab anlegen müsse.

IV. Entstehungsmechanismus der Gefäßläsion bzw. -thrombose

Sprachen wir eingangs über die verschiedenen Arten der stumpfen Traumafolgen an den großen Hals- und Gehirngefäßen und deren graduelle Einteilungsmöglichkeit, wiesen wir weiter bei Besprechung der einzelnen Fälle auf die Rolle der präexistenten Gefäßschäden für deren Genese hin, so gilt es nun, zur Frage nach der eigentlichen Entstehung der Gefäßläsion Stellung zu nehmen. Gerade die Bedeutung, welche indirekten Faktoren zukommt, unterstreicht den zumeist komplexen Charakter ihrer Genese.

Es kann schon einleitend vermerkt werden, daß je nach Lokalisation der Thrombose (bei Verwendung dieses Begriffes wird die ihr zugrunde liegende Gefäßwandläsion vorausgesetzt) verschiedene Faktoren am Werk sind (Dreh-Streck-Stauchbewegungen des Kopf- und Halsabschnittes, Schleudermechanismen, Massenverschiebungen des Gehirns durch enorme kurzfristige Beschleunigungen usw.), die sich aber alle schließlich durch Zug-, Druck- und Scherungskräfte an den Gefäßen selbst auswirken. Ohne Zweifel gibt es Abschnitte, die den erwähnten mechanischen Kräften besonders zugänglich erscheinen. Als solche sind vor allem oberflächennahe Gefäßstrecken oder Bezirke mit besonderer Nachbarschaft zu harten (knöchernen) Unterlagen bzw. Knochenvorsprüngen zu nennen, weiters Ein- und Austrittstellen an knöchernen Kanälen, Gefäßgabelungen usw.

Aus all dem Gesagten geht deutlich hervor, daß der Topographie dieses Gefäßabschnittes bei Behandlung der vorliegenden Frage eine überraschende Bedeutung zukommt.

a) Funktionelle Anatomie: Die Arteria carotis communis zieht im Bereich der Regio sternocleidomastoidea kranialwärts und teilt sich bereits innerhalb des Trigonum caroticum — eine der wichtigsten topographischen Regionen für unsere Betrachtungen — durchschnittlich in Höhe des kranialen Randes des 4. Halswirbels (= oberer Schildknorpelrand) in ihre beiden Äste. Nur in einem geringen Prozentsatz findet sich die Gabelung nach kranial oder caudal verschoben. Die Art. carotis interna setzt die Verlaufsrichtung ihres Muttergefäßes fort, liegt mit ihrem Anfangsteil im Carotisdreieck, um nach Unterlaufen des Musculus biventer mandibulae und des Musculus stylohyoideus in das Spatium parapharyngicum überzutreten. Nach Passieren der Tonsille in einem Abstand von 1,5 cm dringt sie schließlich nach einer durchschnittlichen Länge von 13 cm (SIEGLBAUER) durch das Foramen caroticum externum in den Canalis caroticus des Schläfenbeins ein, bildet hier die drei bekannten intraossären Krümmungen, gelangt, allerdings noch extradural, über dem Foramen lacerum in die Schädelhöhle und durchbricht nach Passage des Sinus cavernosus am Processus clinoideus anterior die Dura, um sich erst hier in ihre Äste für das Auge (Art. ophthalmica) und das Gehirn (Art. communicans posterior, Art. chorioidea anterior, Art. cerebri anterior und Art. cerebri media) aufzuteilen.

Von besonderem Interesse sind naturgemäß die genauen Lagebeziehungen dieser Gefäßbahn zur Umgebung. Die Art. carotis communis kommt vom Tuberculum caroticum des 6. Halswirbelquerfortsatzes an mit ihrer dorsalen Seite, mit der Fascia praevertebralis bzw. der dünnen prävertebralen Muskellage in direkte Berührung und behält diese innige Beziehung bis zum zweiten Halswirbel bei. Mutter- und Tochtergefäß liegen somit fast während des gesamten cervicalen Abschnittes einer harten, nur mäßig abgepolsterten Knochenunterlage auf, was sich rein praktisch schon dadurch beweisen läßt, daß es möglich ist, das Gefäß sowohl am Tuberculum caroticum als auch weiter kranial an der Halswirbelsäule vollständig zu komprimieren. Die vordere Begrenzung für die Art. carotis communis und den Anfangsteil der -interna wird bei normaler Kopfhaltung durch den großen Kopfwender besorgt. Im oberen Anteil des Trigonum tritt allerdings die Art. carotis interna unter dem vorderen Rand des Musculus sternocleidomastoideus etwas vor, liegt also hier entsprechend der Überdachung des Carotisdreieckes direkt unter der Haut bzw. der Fascia colli superficialis. Das Trigonum caroticum stellt jedoch keine starre geometrische Figur dar. Seine Begrenzung besorgen drei Muskelzüge: Venter cranialis des Musculus omohyoideus vorne, Venter mastoideus musculi biventris mandibulae oben und der Musculus sternocleidomastoideus hinten, wobei aus praktischen Gründen (LANZ-WACHSMUTH) die letztgenannte Linie nicht am vorderen, sondern am dorsalen Muskelrand gezogen wird. Jede Änderung in der Haltung des Kopfes bzw. des Halses verändert auch die Form und Größe des Carotisdreieckes und gibt seinem Hauptinhalt, dem Gefäßstrang, jeweils eine veränderte Lagebeziehung zur Oberfläche. Die Fossa carotica ist diejenige Gegend des Halses, deren Aussehen sich bei seinen Bewegungen am stärksten verändert (HENKE). Im wesentlichen hängt diese Veränderlichkeit mit ihrer Begrenzung durch den Kopfwender zusammen, der sich jeweils auf die kürzeste Strecke seiner Zugrichtung einstellen kann.

Betrachten wir zunächst die Verhältnisse bei der Ventralflexion des Kopfes (die einzelnen Situationen untersuchte LANZ mittels Röntgenaufnahmen, die mit Lichtbildern vom Lebenden und mit formolgehärteten Injektionspräparaten in der betreffenden Stellung in Übereinstimmung gebracht wurden). Alle Halsweichteile werden entspannt, das Trigonum eingefaltet und größtenteils unter der Mandibula verborgen, der Gefäßnervenstrang seitlich gestaucht und völlig vom verkürzten Kopfwender bedeckt.

Ein völlig konträres Bild ergibt sich bei der entgegengesetzten Bewegung, der Dorsalflexion: Das Trigonum wird durch die dorsale Abwanderung des Kopfwenders verbreitert und durch Dehnung des Eingeweiderohres an seiner Spitze entfaltet. Der Gefäßnervenstrang dehnt sich, verschiebt sich etwas nach dorsal, weicht aber der andrängenden Wirbelsäule seitlich aus und hat an Deckung durch den Muskel verloren, ist also der Oberfläche näher gerückt und damit leichter zugänglich geworden. Diese geräumige Entfaltung des Carotisdreieckes wird durch Kreiseln des Kopfes zur Gegenseite noch verstärkt.

Wir erkennen somit, daß bei einer bestimmten Stellung des Kopfes und des Halses (Auswärtsdrehen, Dorsal- und Lateralflexion) *ein Großteil des im Trigonum caroticum gelegenen Gefäßabschnittes* (Teilungsstelle der Art. carotis communis und ungefähr die Hälfte des cervicalen Abschnittes der Art. carotis interna) *lediglich von Haut und Fascia colli superficialis bedeckt, der Gefäßstrang straff gespannt ist und unausweichlich der harten Unterlage des seitlichen Halswirbelsäulenabschnittes aufliegt.*

Die praktische Bedeutung dieser so geschilderten Situation kann nicht genügend eindringlich betont werden. Sie ergibt sich, wie noch näher auszuführen sein wird, bei einem Großteil der Traumen, die eine Gefäßthrombose im Halsgebiet zur Folge haben.

Die weitere Lagebeziehung der Art. carotis interna zur Umgebung sind folgende: Nach Unterkreuzen des Venter mastoideus des Musculus biventer mandibulae, also nach Verlassen des Carotisdreieckes, kommt das Gefäß in Höhe der Griffelmuskeln tief im Spatium parapharyngicum zu liegen, um schließlich durch das Foramen caroticum externum in den Schädelknochen einzutreten.

Überaus bedeutsam für unsere Überlegungen sind zusätzlich gewisse Fixpunkte im Verlauf des Gefäßstranges, die ausgedehntere Excursionen desselben nicht zulassen. Als solche haben die Abgangsstelle der Art. carotis communis aus dem Truncus bracheo-cephalicus rechts, aus dem Arcus aortae links, die Einmündung beider Halsschlagadern in das Foramen caroticum des Schläfenbeines und schließlich die Stelle zu gelten, wo diese Gefäße die Dura durchbrechen. Zwischen diesen Punkten sind die Gefäße ähnlich wie Schnüre ausgespannt, besitzen wohl eine gewisse Beweglichkeit, werden aber bei forcierten Kopfwendungen einer Überdehnung ausgesetzt.

Für unsere Belange ergibt sich demnach eine brauchbare Einteilung der gesamten Gefäßstrecke durch die genannten Fixpunkte in folgende drei Teilabschnitte:

a) Carotis-Ursprung bis Foramen caroticum externum,

b) Pars temporalis und Pars sphenoidalis bis zur Duradurchbruchsstelle,

c) Intrakranieller Abschnitt + Äste.

Am meisten gefährdet sind das zuerst genannte Teilstück (fast nur der im Trigonum caroticum gelegene Teil) sowie der 2. und 3. Fixpunkt.

Konkrete Zahlen geben davon am deutlichsten Zeugnis: Von den 70 thrombotischen Gefäßverschlüssen, über die in der Folge zu berichten sein wird — 7 eigene und 63 aus dem Schrifttum zusammengestellte — lagen 5 im Bereich der Art. carotis communis, 36 im Anfangsteil der Art. carotis interna, 8 an der Eintrittsstelle dieses Gefäßes in den Canalis caroticus, 9 an dessen Foramen internum (oder knapp darüber) und 7 im Bereich der Art. cerebri media. 5 Verschlüsse im oberen

Abschnitt der Halsschlagader entstanden durch direkte Verletzung über die Mundhöhle (Abb. 13). Primärthrombosen in der Pars temporalis finden sich in unserem Material nicht, ein Beweis für die Geschütztheit dieses Gefäßabschnittes.

b) Mechanik der Verletzungen: Kann auch für die jeweilige Topik der Gefäßläsion kein starres Schema ihrer Entstehungsweise angegeben werden — die Traumaeinwirkung ist zumeist ein viel zu komplexer Vorgang — so läßt sich doch für die bevorzugt betroffenen Regionen im allgemeinen ein entsprechender Verletzungsmodus angeben.

Betrachten wir zunächst die erste Teilstrecke des Gefäßstranges: Wie bereits in Abb. 1 wiedergegeben, vermögen sich stumpfe Traumen im Kopf-Hals-Gebiet auf direktem oder indirektem Weg an den Gefäßen auszuwirken. Als Beispiel für das zuerst genannte kann Fall 1 von NORDMANN angegeben werden:

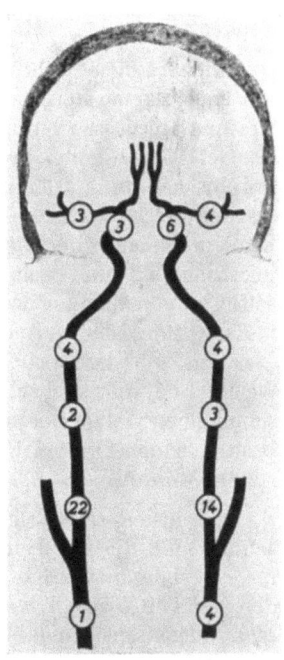

Ein 38 Jahre alter Mann wird im Rahmen einer Schlägerei von seinem Gegner am Hals umfaßt und stark gewürgt. 24 Std. später stirbt er an einem thrombotischen Verschluß der Art. carotis interna (die Nageleindrücke waren an der Leiche noch zu sehen!).

Die Verhältnisse liegen hier völlig klar. Direkter und umschriebener Druck auf das Gefäß, welches zwischen den Fingern und dem harten Widerlager der Halswirbelsäule abgeklemmt wird. Begünstigend haben sich sicherlich Fluchtbewegungen des Kopfes (Dorsalflexion) ausgewirkt, die zu einer vermehrten Freilegung der Halsschlagader im Carotisdreieck geführt haben. Ähnlich wirken mögen direkte harte Schläge gegen den

Abb. 13. Primäre Lokalisation von 70 (durch stumpfe Traumaeinwirkung verursachten) thrombotischen Verschlüssen im linken und rechten Carotisstromgebiet

seitlichen Halsabschnitt bzw. stumpfe Verletzungen der Gaumen-Tonsillengegend durch die Mundhöhle (vgl. Fall 3 der eigenen Serie).

Wesentlich häufiger ist jedoch die zweite Möglichkeit bzw. die Kombination beider. Denken wir nur an die Stürze von Rad- oder Motorradfahrern bei frontalen Zusammenstößen. Zumeist werden die Betroffenen entsprechend dem Trägheitsgesetz und bedingt durch die freie Beweglichkeit des oberen Körperendes mit dem Kopf voraus nach vorne geschleudert (Wurfflug nach K. H. BAUER) und drohen mit dem Gesicht auf dem Boden aufzuschlagen. Die einzig mögliche Abwehrbewegung, um dem zu entgehen, stellt das reflexhafte Seitwärtsdrehen des Kopfes dar, wobei der Aufschlag auf dessen und des Halses laterale Seite abgelenkt wird. Neben der direkten Traumatisierung kommt es durch die

Beschleunigung, die dem Körper noch innewohnt, während der Kopf bereits „abgebremst" wurde, zusätzlich zu einer extremen ruckartigen Dorsalflexion des seitlich gekreiselten Kopfes und dadurch zu einer erheblichen Überdehnung des entsprechenden Halsabschnittes. Damit sind die vorhin geschilderten anatomischen Voraussetzungen für eine bevorzugte Verletzungsmöglichkeit des Gefäßstranges im Halsgebiet gegeben. Ähnlich sind die Auswirkungen stumpfer Traumen gegen die seitliche Unterkieferpartie beim Boxen oder bei Schlägereien usw. zu denken.

Hochgradiger Dehnungszustand des Gefäßes, Aufliegen desselben auf einer harten konvex gebogenen Unterlage und zusätzliches direktes Trauma auf dessen Kuppe stellen also die mechanischen Grundlagen für die Gefäßschädigung (Prellung oder Fissur) dar. Die Summe dieser topographischen und mechanischen Faktoren vermögen uns auch zu erklären, warum die Carotisthrombose im Halsabschnitt mit überwiegender Mehrheit im Bereich der Gabelung bzw. im Anfangsteil des Internaastes lokalisiert ist, und weiter auch, warum die Arteria carotis externa so selten davon befallen wird. Dieses Gefäß weicht nämlich von der Verlaufsrichtung der Art. carotis communis ab, liegt ventromedial der „Interna", besitzt also keine unmittelbaren Kontaktpunkte zur Halswirbelsäule, teilt sich sehr rasch in zahlreiche Äste auf, weist also damit schon einen viel größeren Bewegungsspielraum als die „Interna" auf und besitzt keinen zweiten Fixationspunkt; das Gefäß kann somit nicht gespannt werden.

Wesentlich schwieriger als die Gefäßverletzung im cervicalen Abschnitt sind die am 2. und 3. Fixationspunkt zu deuten; entsprechend ihrer verborgenen Lage können hier ausschließlich indirekte Kräfte an den Gefäßen wirksam werden. Es ist somit — schon wegen der zum Teil recht ungenauen Angaben im Schrifttum — beinahe unmöglich, einen einheitlichen Unfallmodus bzw. besondere Prädilektionsstellen für stumpfe Traumen anzugeben, die Veränderungen an diesen Gefäßbezirken zu erzeugen imstande sind.

Ein 5jähriges Kind erlitt einen Autounfall und überlebte 5 Tage. Bei der Obduktion fanden sich in beiden Aa. carotides cerebrales knapp über dem Türkensattel Intimaeinrisse, von denen eine tödliche Thrombose ihren Ausgang nahm (Beobachtung von KRAULAND).

Neben dieser Beobachtung unterstreichen auch unsere Fälle 2 und 7 sowie die von ERIKSON, LÖHR und HOCKADAY die Gefährdung dieser beiden Gefäßübergangszonen vom Weichgewebe in den knöchernen Kanal, auf die besonders KRAULAND und vor mehr als einem halben Jahrhundert bereits E. v. HOFMANN hingewiesen haben. Besonders deutlich wird diese Tatsache, wenn man die Angaben REUTERWALLs sowie KRAULANDs über die Häufigkeit von komplikationslos verheilten Intimarissen in dieser Gefäßstrecke liest. Den Verletzungen an beiden Fixationspunkten gemeinsam ist die stumpfe Gewalteinwirkung auf den frei beweglichen Kopf sowie die Zerrung des fixierten Gefäßes einerseits durch ruckartige Bewegungen im Atlanto-Occipitalgelenk bei gleichzeitiger Überstreckung der Halscarotis, andererseits durch Schleuderung des Gehirns vor allem in der occipito-frontalen Richtung (Schleudertrauma). Gerade diesem Mechanismus muß (wie KRAULAND an 2 Fällen mit Carotidenabriß demonstrierte) eine große Bedeutung zugeschrieben werden. Ungünstig mag sich gerade beim frontalen Aufschlag die Mündungsart des Gefäßes in die Schädelhöhle auswirken. Unmittelbar nach der noch extradural gelegenen 4. Krümmung, deren Krümmungsbogen konvex nach vorne sieht, zieht nämlich das Gefäß, die Dura durchbrechend, von vorne unten schräg nach hinten oben.

Kommt also bei diesen beiden Prädilektionsstellen den besonderen topographischen Verhältnissen noch eine gewichtige Bedeutung zu, so sehen wir uns in den Deutungsversuchen des thrombotischen Mediaverschlusses vor überaus große Schwierigkeiten gestellt. Haben auch BRENNER und WASL in ihrem Fall die Nachbarschaft des Gefäßes zur Christa sphenoidalis für den Verschluß angeschuldigt, eine Annahme, die auf LINDENBERG zurückgeht, der Verlauf der Sylvischen Arterie läßt nach unserer Ansicht diese Deutung schwerlich zu. Der Ursprung des Gefäßes befindet sich, umgeben von einem schützenden Liquormantel tief im Cavum leptomeningicum, sein weiterer Verlauf am Grund der Sylvischen Furche, überdeckt vom Pol des Temporallappens. Eine direkte mechanische Irritation der Arterie durch die Knochenleiste des Keilbeinflügels hätte zumindest zusätzlich einen Prellungsherd dieser Rindenregion bzw. eine Zerreißung der weichen Hirnhäute zur Voraussetzung. Die Unterkreuzung der Internagabelung durch verschiedene Hirnnervenstämme (N. ophthalmicus, N. occulomotorius) ließe auch eine häufigere nervale Mitbeteiligung erwarten.

Wir sind hier wohl gezwungen, nach einer Formulierung zu suchen, welche die Dynamik des stumpfen Schädeltraumas und dessen allgemeine Bedeutung für den Schädelinhalt mit in den Kreis der Betrachtung einbezieht: Bei stumpfer direkter Gewalteinwirkung auf den Schädel wird nicht nur das Gehirn in seiner Gesamtheit getroffen (KRAULAND, PETERS u. a.), sondern in gleicher Weise auch seine Hüllen und die größeren Gefäße an der Basis und der Konvexität, also der gesamte Inhalt der Schädelhöhle. Voraussetzung ist naturgemäß die freie Beweglichkeit des Kopfes. Die dynamischen Vorgänge in der Schädelhöhle nach Einwirkung des Traumas scheinen also Gültigkeit für alle Verletzungsfolgen zu besitzen. Wir wissen, daß beim Trauma auf den frei beweglichen Kopf bzw. beim Sturz ganz erhebliche Kraftwirkungen dem Schädel und durch Fortleitung dem Gehirn mitgeteilt werden, deren Größe naturgemäß mit der Auftreffgeschwindigkeit (denken wir hier nur an die Verkehrsunfälle) erheblich anwächst. Stoßrichtung und Stoßkraft bestimmen Art, Ort und Ausdehnung der Verletzung. Hinzu kommen gerade bei den Gefäßen schon vorher bestandene Wandschäden. Die Alltagspathologie gibt immer wieder von der Häufigkeit der Gehirnblutungen bei stumpfen (frakturlosen) Schädeltraumen Zeugnis. Dabei sind gerade für unsere Fragestellung die intracerebralen, weitab von der Gewalteinwirkung auftretenden Blutungen von Interesse, da sie unserer Ansicht nach zur

Klärung unserer Frage beitragen. Mit PETERS u. a. sind wir gleicher Meinung, daß die Mehrzahl dieser Hämatome durch Gefäßzerreißungen entstehen. In der allgemeinen Einteilung wiesen wir darauf hin, daß für den Grad der verschiedenen Gefäßwandläsionen lediglich Art und Stärke des stumpfen Traumas entscheidend sei. Dieser Hinweis gestattet uns, die Intimaläsionen in der Art. cerebri media auf die gleichen physikalischen Vorgänge zurückzuführen, die eine Gefäßzerreißung zu erzeugen vermögen. Es bleibt nur die Frage bestehen, ob die Schleuderung und Verschiebung des Gehirns im gesamten oder einzelner Teile untereinander, welche die Entstehung von intracerebralen Capillarzerreißungen gut zu erklären imstande sind, auch für die großen Gefäße genügen, um Wandschäden hervorzurufen. Nach unserer Meinung wirkt hier unterstützend, wenn nicht folgebestimmend, die momentane hochgradige Anschoppung des Blutes in den Bezirken, die dem Ort der Gewalteinwirkung benachbart sind.

Abschließend erscheint es notwendig, auf die *Bedeutung von Schädelbasisfrakturen* für die Thrombosen im Bereich der Pars temporalis und sphenoidalis bzw. der Foramina des Canalis caroticus hinzuweisen. Grundsätzlich muß die Möglichkeit kausaler Zusammenhänge bejaht werden. In unserer Zusammenstellung finden sich 7 gleichzeitig vorhandene Schädelgrundbrüche, doch nur bei zwei Fällen wird von den Autoren eine ursächliche Beziehung zur Thrombose angenommen bzw. ausgesprochen. Die Entscheidung, ob tatsächlich die Knochenbruchfragmente als direkte Ursache des thrombotischen Gefäßverschlusses angesehen werden können (nämlich durch Quetschung, Anspießung usw.), ist wohl in den seltensten Fällen mit Sicherheit — am ehesten noch mit Hilfe feingeweblicher Untersuchungen — möglich. Wie die Erfahrung schließlich lehrt, sind totale Einrisse durch diese scharfe Verletzungsart die wesentlich häufigere Folge (Carotis-Cavernosus-Fisteln!). Nach unserer und ISFORTS Meinung führen auch hier vorwiegend indirekte Momente (starke Gefäßzerrung durch Verschiebung oder Dehiszenz der Bruchfragmente oder, völlig unabhängig von der gleichzeitig entstandenen Fraktur, durch die bereits vorhin erwähnten Mechanismen) zur Gefäßverletzung und -thrombose.

Fassen wir also zusammen: Der Verletzungsmodus variiert von Fall zu Fall und ist zumeist komplexer Natur. Vielfach und je nach Lokalisation der Gefäßläsion verschieden sind die letztlich wirksamen Faktoren. Mit der manifest gewordenen Gefäßwandläsion ist jedoch erst der Anstoß für weitere morphische Gestaltveränderungen an der Intima gegeben, die schließlich für die eigentliche klinische Symptomatik verantwortlich zu machen sind. Der weitere Verlauf wird also von der sekundär entstandenen Thrombose bestimmt.

Es wurde häufig die Frage aufgeworfen, ob solche Intimaläsionen für die Entwicklung einer Abscheidungsthrombose genügen und das Beispiel der Carotispunktion angeführt, welche dieses Ereignis fast nie nach sich zieht. Der Einwurf ist berechtigt. Sicherlich stellt die Größe der sichtbaren Verletzung nicht das alleinentscheidende Kriterium dar.

Wie ein Teil unserer Fälle und auch solche der Literatur (z. B. GERSTEN-BRAND und Mitarbeiter) beweisen, liegen ja die Läsionen häufig in mikroskopischen Dimensionen vor.

Vor allem sind aber die völlig verschiedenen Voraussetzungen, unter denen es zur Wandschädigung kommt, nicht zu übersehen. Zu betonen ist hier neuerlich, daß das stumpfe Trauma den gesamten Hals-Kopf-Abschnitt, insbesondere das Gehirn, in Mitleidenschaft zieht, daß dessen Reaktion im allgemeinen und ein Intimariß im besonderen das cerebrale Gefäßsystem auf nervalem Wege zu schwerwiegenden Reaktionen bewegen kann und damit auch Änderungen in der Blutströmung entstehen; Folgen, die durch Tierversuche (KNAUER und ENDERLEN) und klinische Beobachtungen (DECKER, ECKER, HEMMER, HUBER, ISFORT, KRAYENBÜHL, LÖHR, RIECHERT, TIWISINA usw.) bereits hinreichend als posttraumatische, funktionelle Durchblutungsstörung definiert sind. Nicht ausgeschlossen ist ferner, daß die großen Beschleunigungen, welche dem Gehirn beim Aufprall mitgeteilt werden (SCHNEIDER), vorübergehende lokale Sedimentierungen des Blutes bewirken, die unter Umständen das Angehen einer Thrombose begünstigen. Auch dem bei Unfällen häufig vorhandenen Schocksyndrom mit seinen Auswirkungen auf die zirkulierende Blutmenge, den Blutdruck und den Blutchemismus muß eine gewichtige Bedeutung zuerkannt werden.

Eine Diskussion über die thrombosebegünstigenden Faktoren verlangt in diesem Zusammenhang auch die Erwähnung des Glomus caroticum. Seine Lage in der Teilungsstelle der Halsschlagader macht es im Falle einer Gewalteinwirkung auf den Hals direkten traumatischen Einflüssen zugänglich. Als Regulationsorgan für den Blutdruck vermag es dadurch eine Senkung desselben zu bewirken und so über die Verlangsamung der Blutzirkulation wiederum einer Thrombose Vorschub zu leisten. GERSTENBRAND, SCHÜRER-WALDHEIM und ZEITLHOFER sprechen diesem funktionellen Mechanismus eine besondere Bedeutung zu, ähnlich wie GALDSTON und Mitarbeiter. Die Wandläsion ist demnach nicht die einzige Ursache, weitere, zumeist auch auf das Trauma zurückführbare Faktoren sind von großer Bedeutung.

In diesem Zusammenhang verdient auch die Ansicht von STIERLING, RIESE und v. MEYENBURG erwähnt zu werden. Die Autoren (zit. nach LÖBLICH) nehmen an, daß ein Wandschaden nicht immer Vorbedingung der traumatischen Carotisthrombose zu sein braucht. Alle Fälle, die eine genaue pathologisch-anatomische Untersuchung erfuhren, boten jedoch demgegenüber durchweg entweder schon makroskopisch oder auch nur feingeweblich Veränderungen in der Gefäßwand, die jeweils, wenn auch zumeist durch präexistente Schäden begünstigt, erst durch die Einwirkung stumpfer Traumen erklärt werden konnten. Nicht nur aus diesem Grunde, vielmehr von mechanischen und biologischen Überlegungen ausgehend, sind wir der vollen Überzeugung, daß (im einzelnen graduell verschieden starke) Gefäßwandläsionen (s. Abb. 2) die unbedingte und primäre Voraussetzung zur Entstehung einer Thrombose darstellen. Gegenteilige Ansichten dürften sich nur auf gewissenhaft durchgeführte mikroskopische Untersuchungen stützen. In diesem Zusammenhang und zur Bekräftigung des Gesagten sei auf kürzlich veröffentlichte Experimente von BAUMGARTNER hingewiesen. Allein durch gezielte Überdehnung der Gefäßwand konnte eine völlige Thrombosierung der Lichtung erreicht werden, wobei die feingeweblichen Wandschäden im Vergleich zu unseren und anderen Beobachtungen als überaus gering zu betrachten waren. Die Lockerung und Destruktion bzw. Fragmentation des Gewebegefüges genügte für das Angehen der Blutpfropfbildung.

Welche Gefäßläsionen wurden nun bei den einzelnen Fällen unserer Zusammenstellung gefunden? Nur von der Minderzahl der obduzierten Beobachtungen liegen diesbezügliche Angaben vor. Zumeist begnügte man sich mit der Aufdeckung der Thrombose. Häufig sind ein makroskopisch sichtbarer (ringförmiger oder längsgestellter) Intimaeinriß vor allem an der Halsschlagader erwähnt, wobei einige Male die Neigung der Rißfragmente auffiel, sich zu retrahieren bzw. aufzurollen. In seltenen Fällen pfropfte sich der Thrombus arteriosklerotischen oder atheromatösen Plaques auf. Nur wenige Gefäße wurden im thrombosierten Bereich auch histologisch untersucht. Wie wichtig jedoch die feingewebliche Überprüfung zur lückenlosen Erfassung des Prozesses ist, beweisen die eigenen Fälle. Gerade an den intrakraniellen Arterien ist rein makroskopisch eine ursächliche Abklärung der Thrombose schon wegen der Kleinheit des Objektes unmöglich. Aber ebenso an den Halsgefäßen — auch bei Vorliegen eines sichtbaren Intimarisses — ergeben sich Fragen, die nur mit Hilfe des Mikroskopes zu beantworten sind. Eine genaue, womöglich serienmäßige Schnittuntersuchung ist hier unbedingt zu fordern. Einzelne Beobachtungen der jüngsten Zeit ergaben dadurch interessante Befunde. So „identifizierten" BRENNER und WASL den Thrombus in der Arteria cerebri media eines 19jährigen Mannes als ein großes, die Lichtung völlig verschließendes, zwischen Intima und Media gelegenes Wandhämatom. GERSTENBRAND und Mitarbeiter wiesen in der Umgebung eines größeren Intimaeinrisses der rechten Halsschlagader knapp vor dem Eintritt in den Canalis caroticus mucoide Verquellungsherde nach, die an das Bild der Medionecrosis idiopathica cystica erinnerten. Auch geringe Prellungsbefunde, Aneurysmata dissecantia kleinen Ausmaßes oder besondere „Vorschäden" an den Gefäßen lassen sich ausschließlich durch das Mikroskop erfassen (s. eigene Fälle!).

Zusammenfassend kann also der Meinung dahingehend Ausdruck verliehen werden, daß sich die traumatisch bedingte Carotisthrombose nur nach Kombination mehrerer und verhältnismäßig selten zutreffender Umstände zu entwickeln vermag; Umstände, welche die klassischen Voraussetzungen für die Thromboseentstehung, nämlich Änderung im Bau der Gefäßwand, in der Blutströmung und in der Blutzusammensetzung erfüllen.

V. Klinik, Diagnose und Differentialdiagnose

Das klinische Bild verdient hauptsächlich aus zwei Gründen eine genauere Besprechung:

1. Wichtigkeit der Frühdiagnose (sie ist beinahe in allen Fällen entscheidend über das Schicksal des Patienten).
2. Bedeutung der differentialdiagnostischen Abgrenzung gegenüber dem epi- bzw. subduralen Hämatom.

Zunächst einige statistische Angaben über Alter, Geschlecht, Art des Traumas usw.: Von den 70 gesammelten Fällen waren 62 männlichen

Tabelle 1. *Anzahl und Geschlecht der gesammelten Fälle von traumatisch bedingter Thrombose der Arteria carotis und deren Äste sowie Ausgang der Krankheit*

Zahl der Fälle			Ausgang der Krankheit			
70			Verstorben	Defektheilung	Heilung	unbekannt
62 ♂	7 ♀	1 ?	33	28	8	1

(= 88,5%) und nur 7 weiblichen Geschlechtes (= 10,0%), bei einem Kind (Beobachtung von KRAULAND) fehlte die entsprechende Angabe (s. Tab. 1). Die Alterskurve weist ein „Hochplateau" auf, das sich über das 3. und 4. Lebensjahrzehnt erstreckt (Abb. 14).

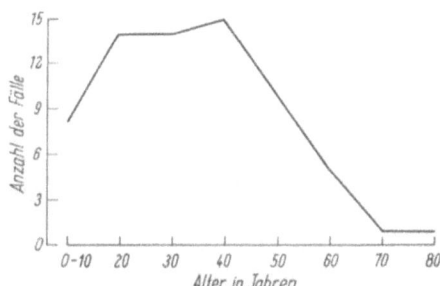
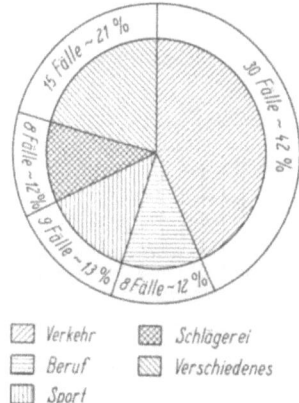

Abb. 14. Alterskurve von 70 Fällen mit thrombotischem Verschluß im Carotisstromgebiet ausgelöst durch stumpfe Kopf-Hals-Traumen

Abb. 15. Ursachenspektrum von 70 Fällen mit stumpf-traumatischer Carotisthrombose (Prozentzahlen auf- bzw. abgerundet)

Vergleichen wir diese Zahlen mit denen MILETTIS an 471 zum Teil eigenen, zum Teil aus dem Schrifttum gesammelten Fällen von nicht traumatischen Thrombosen der Art. carotis, so ergibt sich eine deutliche Diskrepanz hinsichtlich des Alters (Altersgipfel zwischen 45 und 55 Jahren, also um mehr als ein Jahrzehnt später), aber nur ein geringer Unterschied in der Geschlechtsverteilung (83% Männer, 17% Frauen).

30mal war die traumatisch bedingte Carotisthrombose Folge eines Verkehrsunfalles, 9mal ereignete sie sich bei Ausübung einer Sportdisziplin, 8mal war sie unmittelbare Folge eines Berufsunfalles, ebensooft ging der Erkrankung eine Schlägerei voraus, und 15mal erfolgte das auslösende Trauma auf verschiedenste Art und Weise (s. Abb. 15). Über den Ort des stattgehabten Traumas waren 65mal genaue Angaben vorhanden: 20mal betraf es nur den Schädel, 12mal Kopf und Hals gleichzeitig, 17mal den Hals allein, 7mal den Gaumenbereich und 9mal den gesamten Körper (Tab. 2). Die Häufigkeitsverteilung der Thrombose-

Tabelle 2. *Ort des Traumas bei 70 Fällen von traumatisch bedingter Carotis-Thrombose*

Kopf	Hals	Kopf + Hals	Mundhöhle	generell	unbekannt
20	17	12	7	9	5

lokalisation gibt Abb. 13 wieder. Beide Stromgebiete sind gleich oft (jeweils 35mal) davon betroffen (zum Vergleich die Werte bei der „spontan" entstandenen Thrombose: MILETTI gibt hier eine Bevorzugung der linken Seite von 64 : 36% an!). Auffallend die Häufung der Verschlüsse im Anfangsgebiet der Art. carotis int. (s. auch Kap. IV).

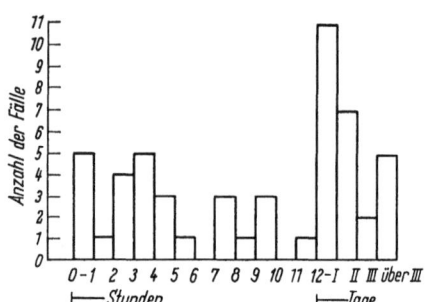

Abb. 16. Dauer des symptomenfreien Intervalls nach Einwirken des Traumas bei 51 Fällen von traumatisch bedingter Carotisthrombose

Wenn wir nun versuchen, die gesammelten Beobachtungen bezüglich ihres klinischen Verlaufes und der gebotenen Symptome einer Auswertung zu unterziehen, so kommen wir zu folgenden Angaben: In 51 Fällen war ein freies Intervall nachzuweisen (3mal fehlen genauere Angaben). Abb. 16 gibt Auskunft über die Häufigkeit und den Zeitraum desselben. Nicht so selten leiteten Übelkeit, Benommenheit, Kopfschmerzen, Schwindel oder Verwaschenheit der Sprache als Initialsymptome die eigentliche Krankheit ein. Viel häufiger jedoch begann die Symptomatik plötzlich mit Lähmungen, die sich rasch bis zur Hemiplegie steigerten, Aphasie und nur zum Teil auch mit Bewußtlosigkeit.

Im Auftreten schwerer neurologischer Herdsymptome noch vor Eintreten der Bewußtlosigkeit sehen wir demnach eine der wichtigsten Möglichkeiten der rein klinischen Differentialdiagnose. Beim epiduralen Hämatom pflegt der Verlauf den umgekehrten Weg zu nehmen, es kommt zunächst zu den Erscheinungen des Hirndruckes, und danach erst treten motorische Störungen auf. Der Durchblutungsmangel führt zuerst zur Lähmung, dann zu Bewußtseinsveränderungen, die intrakranielle Drucksteigerung, um es auf eine kurze Formel zu bringen, erzeugt zuerst die Störung des Sensoriums und dann die Lähmung.

Wie verblüffend ähnlich die Symptomatik eine intrakranielle Blutung vorzutäuschen vermag, beweist dennoch die Tatsache, daß 36mal die Verdachtsdiagnose eines epi- oder subduralen Hämatoms gestellt wurde. 19 Pat. wurden auf Grund dieser Annahme (z. T. beidseitig) trepaniert (wie wir später sehen werden 3 mal allerdings zu Recht) zwei zusätzlich encephalographiert (Fälle von QUARTI und COLUMELLA sowie CAIRNS). Die richtige klinische Diagnose gelang schließlich 51mal, davon allein 41mal mit Hilfe der Arteriographie. Bei 18 Fällen vermochte erst die Obduktion genaue Aufklärung zu bringen. Bei einem Fall (WEBER) fehlt die entsprechende Angabe.

Von den 70 Beobachtungen starben 33; 28 konnten, wenn auch defekt geheilt, dem Leben erhalten bleiben. 8mal gelang eine restitutio ad integrum, bei einem Patienten fehlen die Angaben.

Nach dieser statistischen Aufschlüsselung können kurz folgende Besonderheiten für die Diagnostik der posttraumatischen Carotisthrombose betont werden: stumpfes Trauma im Kopf-Hals-Bereich, eventuell Übelsein, Benommenheit, symptomfreies Intervall von Stunden oder Tagen, plötzlich einsetzende und an Stärke zunehmende Halbseitenlähmung, oft mit vorauslaufenden Prodromen in Form von Schwindelzuständen, Übelkeit usw., eventuell auch Aphasie, erst später kommt es schließlich zu Bewußtlosigkeit. Es muß darauf hingewiesen werden, daß diese Symptomenfolge nach der Häufigkeit ihres Vorkommens wohl als typisch zu gelten hat, daß jedoch Abweichungen von dieser „Norm" möglich erscheinen, wofür allerdings gleichzeitig vorhandene cerebrale Zweitschäden verantwortlich zu machen sind. So kann als Zeichen einer ebenfalls vorhandenen Commotio bereits von Anfang an Bewußtlosigkeit bestehen oder, wie es häufig für Verkehrsunfälle zutrifft, ein schwerer Schockzustand vorliegen, es können Krampfanfälle (Beobachtungen von ISFORT, FISHER und FRIEDMANN, QUARTI und COLUMELLA sowie von NORTHCRAFT und MORGAN) auf eine falsche Spur lenken, es muß vor allem die der Hemiplegie folgende Bewußtlosigkeit nicht unbedingt zur Ausbildung gelangen, oder es führen bedeutende organische Zweitbefunde (intrakranielle Blutung, Kontusionsherde usw.) zu einer Abwandlung des klinischen Erscheinungsbildes. Diese Tatsache hält uns ab, ein Schema aufzustellen bzw. ein eigenes klinisches Syndrom zu betonen, wie es BRENNER und WASL für den traumatischen Mediaverschluß bereits versuchten. Wie bedeutsam es ist, sich in der Diagnostik nicht von Schemata leiten zu lassen, beweisen immerhin drei einschlägige Beobachtungen, die zusätzlich ein subdurales Hämatom aufweisen. Eine kurze Wiedergabe dieser Fälle erscheint uns gerechtfertigt:

1. 40jähriger Mann (Fall v. VIGOUROUX und LAVIEILLE): 4. 3. 1961. Schädeltrauma bei Autounfall (Kontusion der Kopfschwarte, Wunde an der Lippe, Anprall des Thorax). Aufnahme zur Beobachtung. Patient vermeldet lediglich Kopfschmerzen. Nach 48 Std. Entlassung auf eigenes Verlangen. Umgebung merkt jedoch sehr bald psychische Veränderungen (z. B. zeitliche Desorientiertheit). Im Mai Zunahme der Kopfschmerzen, Somnolenz, Erbrechen und deshalb neuerliche Einlieferung. Die erhobene Symptomatik läßt ein intrakranielles Hämatom vermuten. Die rechtsseitige Carotisangiographie (18. 5.) ergibt 1 cm nach Abgang der Art. carotis interna einen Stop. Wegen deutlicher Abdrängung der rechten Groß-

hirnhemisphäre wird jedoch zuerst eine Trepanation durchgeführt und ein rechtsseitiges subdurales Hämatom entleert. Der psychische Zustand beginnt sich daraufhin zu normalisieren. Am 3. 6. 61 wird die rechte Arteria carotis interna im Halsbereich freigelegt. Das durch einen bereits organisierten Thrombus völlig verschlossene Gefäß wird in 2 cm Länge reseziert.

2. 3 Jahre alter Knabe (Beobachtung von ISFORT): Das Kind wurde von einem Auto angefahren und war sofort bewußtlos. Keine äußeren Verletzungszeichen. Röntgenleeraufnahmen ergaben eine schräg verlaufende Fraktur durch beide Hinterhauptsbeine. Das linksseitige Carotisangiogramm vermochte eine Abdrängung der Gefäße von der Schädelkalotte im Occipitalbereich durch ein subdurales Hämatom aufzudecken, welches operativ entleert wurde. Der komatöse Zustand blieb jedoch weiterhin bestehen. Am dritten Tag nach dem Unfall zeigte sich eine schlaffe linksseitige Halbseitenlähmung. Der rechtsseitigen Carotisangiographie gelang es, eine konzentrische Einengung der Art. carotis int. unterhalb des Syphons aufzudecken.

3. 60jähriger Mann (Beobachtung von RICHTER und KAESER): 1949 Bewußtlosigkeit nach tätlichem Überfall mit Strangulation. Feststellung einer linksseitigen Hemiplegie und zentralen Facialisparese bei der Aufnahme. Innerhalb weniger Tage kam es zu Hirndruckerscheinungen und zum Auftreten spastischer Zeichen an den rechtsseitigen Extremitäten. Bei der Trepanation wurde ein beidseitiges subdurales Hämatom entleert. Die linksseitige, schwere Hemiparese bildete sich nur wenig zurück. Auch die spastischen Zeichen auf der rechten Seite blieben bestehen. Psychisch war der Patient schwer gestört. 1954 Tod durch Pneumonie. Die Obduktion ergab eine alte, weitgehend fibrös organisierte Thrombose der Art. carotis interna dextra unmittelbar nach der Carotisgabel, eine ausgedehnte cystische Erweichung der rechten Großhirnhemisphäre und Residuen alter subduraler Hämatome.

Tatsache ist jedoch weiterhin, daß die Symptomatik ein epi- oder subdurales Hämatom vorzutäuschen vermag, daß in 47% (33 Fällen) der uns bekannten Beobachtungen zumindest anfänglich diese Fehldiagnose gestellt wurde und daß von diesen Fällen 48,5% einer Trepanation unterzogen wurden. Die traumatische Carotisthrombose gehört also in die Gruppe von cerebralen Verletzungsfolgen, die wegen ihrer gleichartigen Symptomatik unbedingt von den raumfordernden Hämatomen abgegrenzt werden muß (Interessant die Angaben von TÖNNIS und Mitarb. über die Häufigkeit der Fehldiagnose traumatischer intrakranieller Hämatome: Einer Verletzungsgruppe mit Blutungen stand mit denselben Symptomen eine gleich große Gruppe ohne Blutung gegenüber. Eine hämatomähnliche Symptomatologie wird laut Verfasser hauptsächlich durch örtliche Hirngewebszertrümmerung und Ödem, durch multiple Blutungen, durch Hypoxydose, durch Gefäßthrombose und durch Fettembolie hervorgerufen). Wie wenig jedoch diese Tatsache im Schrifttum berücksichtigt wird, beweisen selbst noch Arbeiten aus jüngster Zeit über Hirnhautblutungen, die bei der Besprechung der Differentialdiagnose mit keinem Wort diese Erkrankung erwähnen. Das klinische Bild muß zumindest den Verdacht auf eine Gefäßthrombose erwecken. Die dadurch ausgerichtete Handlungsweise spart Zeit und unnötige Eingriffe und rettet möglicherweise das Leben des Patienten. *Im besonderen muß hier bereits darauf hingewiesen werden, daß erst die differentialdiagnostische Klärung den Beginn einer antithrombotischen Behandlung erlaubt, die bei jeder Blutung natürlich strengstens kontraindiziert wäre, bei Vorliegen einer Thrombose jedoch als erste und möglicherweise einzige Maßnahme notwendig ist.*

Die wichtigste Maßnahme zur Klärung der Situation ist die sofortige Carotisangiographie, ein Eingriff, der bei kunstgerechter Durchführung mit einem Minimum an Gefahren behaftet ist und rasch ein Ergebnis zeitigt. Nur sie vermag die eigentliche Ursache des Symptomenkomplexes in kürzester Zeit aufzudecken und damit den Weg für eine gezielte Therapie freizumachen. Sie gibt weiterhin bei doppelseitiger Ausführung, welche von manchen Autoren allerdings wegen eines gewissen Risikos abgelehnt wird, Aufschluß über die Ausdehnung des thrombotischen Verschlusses, über die Wirksamkeit kollateraler Gefäßbahnen und damit gewisse Hinweise auch für die Prognose.

In diesem Rahmen erscheint es notwendig, auf Schwierigkeiten in der Auslegung des Röntgenbildes hinzuweisen. Nicht jeder Kontrastmittelstop bedeutet einen thrombotischen Verschluß: Umschriebene spastische Gefäßreaktionen (DECKER, VERBIEST und CALLIAUW u. a.), basale epidurale Hämatome mit „Abklemmung" der Art. carotis (STEINBRECHER), stark ansteigender intrakranieller Druck durch Hirnödem, subdurale Hämatome usw. (ARONSON und SCATLIEFF, HORWITZ und DUNSMORE) vermögen echte Thrombosen vorzutäuschen. Stellt das Phänomen der Pseudothrombose auch kein häufiges Ereignis dar, so hütet doch seine Kenntnis vor diagnostischen Irrtümern.

Mit der nicht genügend zu unterstreichenden Forderung nach röntgenologischer Darstellung des Carotisstromgebietes soll andererseits der Wert herkömmlicher Untersuchungsmethoden nicht geschmälert werden. So kann bereits die Carotispalpation, allerdings so hoch wie möglich, also am Angulus mandibulae, wo sich der Eingang zum Spatium parapharyngicum befindet, ausgeführt, wichtige Hinweise ergeben. Bei arteriosklerotisch bedingten Thrombosen läßt sich nämlich die aufgetriebene, pulslose oder nur mitgeteilt pulsierende Carotiskontur immer wieder einmal deutlich tasten. Auch die leicht durchführbare Ophthalmodynamometrie kann den Verdacht auf einen Carotisverschluß nahelegen bzw. erhärten. Gerade die letztgenannte, leider wenig verbreitete Methode, die auf einer Messung des Druckes der Art. ophthalmica beruht und deren Bedeutung vor kurzem HAGER in eindrucksvoller Weise demonstriert hat, vermag eindeutige Ergebnisse zu liefern. Besonders BETTELHEIM, MILETTI, RUSSELL und CRANSTON sowie SILVERSTEIN und Mitarb. wiesen auf die Bedeutung dieser Untersuchungsmethode hin. WEIGELIN und LOBSTEIN sprechen in ihrer Monographie sogar von absolut sicherer Diagnostizierbarkeit in mehr als 80%. Mit ihrer Hilfe kann auch entschieden werden, ob der Verschluß über oder unter dem Abgang der Art. ophthalmica lokalisiert ist.

Das relativ konstante Auftreten von Druckveränderungen in der Art. ophthalmica bei der Carotisthrombose weist bereits auf die Möglichkeit des Auftretens von Sehstörungen hin. In der Tat scheinen nach den Ausführungen HAGERs Symptome von seiten des Auges, trotz der vielfach gesicherten Blutversorgung, zu den häufigsten zu gehören. Betrachtet man allerdings die Angaben im überschaubaren Material, so wäre man geneigt, das Gegenteil anzunehmen. Hier ist jedoch der Einwand berechtigt, daß der akute Beginn der Erkrankung mit schweren neurologischen Ausfällen und häufig auch mit Bewußtlosigkeit naturgemäß die subtileren und weniger aufdringlichen oculären Zeichen überdeckt, wie es z. B. Augenflimmern, Farbensehen, Augenschmerzen bzw. -brennen und Tränenfluß sind. Abhängig vom Ausmaß der Durchblutungsstörung in der Art. ophthalmica können selbstverständlich auch wesentlich schwerwiegendere Augenveränderungen, wie Zentralscotome, Gesichtsfeldeinschränkungen, Enophthalmus, Papillenödem, sogar Glaucome (SMITH) usw. bis zu völligen Amaurose (s. HAGER) und schließlich auch zentralbedingte Ausfälle, wie homonyme Hemianopsie, Ptose, Augenmuskellähmungen, Opticusatrophie usw. hinzukommen. Die genaue Beobachtung und gewissenhafte ophthalmologische Untersuchung geben jedenfalls oft auf Grund der Augensymptome zumeist schon primär die Handhabe für eine frühzeitige Diagnose.

Auf eine weitere diagnostische Methode haben besonders französische Autoren hingewiesen. Sie bedient sich der bei unklaren cerebralen Krankheitsfällen bereits heute weit verbreiteten elektroencephalographischen Frühuntersuchung (PAILLAS und BONNAL). An sich geben traumatische Hirnschäden und solche nach Gefäßverschlüssen ähnliche Kurven, die sich durch Auftreten langsamer Wellen von niedriger Amplitude auszeichnen. Wenn man nun anläßlich der Untersuchung die herdseitige Carotis komprimiert, dann wird bei Thrombosen keine Änderung des Kurvenbildes eintreten, die digitale Kompression der kontralateralen Seite führt aber, da dann die Blutzufuhr komplett gesperrt ist, augenblicklich zu generalisierten, beidseitigen Störungen. Sie darf daher auch nur für wenige Sekunden durchgeführt werden, weil sonst schwere allgemeine cerebrale Schäden entstehen können. Dies ist auch der Grund dafür, warum diese differentialdiagnostische Methode keine allgemeine Anwendung gefunden hat.

Die Schwere des klinischen Bildes und damit die Prognose steht und fällt mit der Funktionstüchtigkeit der kollateralen Verbindungen. Der Ort und die Ausdehnung des Gefäßverschlusses bestimmen somit das weitere Schicksal. Nach den anatomischen Gegebenheiten haben die Thrombosen der Art. cerebri media die schlechteste Prognose. Von den 7 primären Verschlüssen im Bereich dieses Gefäßes lagen 2 im Hauptstamm. Beide endeten tödlich. Die übrigen 5 betrafen periphere Äste, 4 wurden völlig oder defekt geheilt, bei einem fehlen die entsprechenden Angaben. Viel häufiger jedoch als primär kommt es durch Zusatzthrombose von der Art. carotis her sekundär zum Verschluß der mittleren Hirnschlagader.

Der Kernpunkt des Problems liegt in der Wachstumstendenz des Thrombus gegen die Peripherie hin.

Sie führt zur Blockierung der kollateralen Gefäßbahnen und ist letzten Endes die eigentliche Ursache der überaus schlechten Prognose dieses Krankheitsbildes. Zahlen machen dies besonders anschaulich: Von 23 der 33 verstorbenen Beobachtungen sind verwertbare Angaben über die Ausdehnung der Thrombose vorhanden. Nicht weniger als 21 davon boten einen Verschluß der Sylvischen Arterie, häufig bis weit in ihre Aufzweigungen hinein. Von diesen 21 Fällen war die primäre (also Ausgangs-)Thrombose 17mal im Halsabschnitt und 2mal im intrakraniellen Carotisanteil lokalisiert.

Wenn wir uns abschließend noch einmal nach den Schwierigkeiten fragen, die sich der Erkennung dieses Krankheitsbildes entgegenstellen, so sind dafür mehrere Gründe anzugeben:

1. Seine große Seltenheit,
2. die damit erklärbare weit verbreitete Unkenntnis,
3. die Ähnlichkeit der Symptomatik und damit die Verwechslungsmöglichkeit mit dem akuten sub- und epiduralen Hämatom,
4. die immer wieder vorkommende Kombination mit anderen traumatischen Hirnschäden.

VI. Therapie

Die Ergebnisse der seit Einführung der Carotisangiographie durchgeführten, gezielten Behandlungsversuche sind keinesfalls ermutigend. Die Vielfältigkeit der empfohlenen und immer wieder angewandten Methoden darf deshalb nicht überraschen. Waren sie zunächst rein konservativ (Antikoagulantien, gefäßerweiternde Mittel, Herzkreislaufstützung usw.), später passiv chirurgisch (Ganglienblockade, Grenzstrangresektion usw.), so befinden wir uns heute mit dem Versuch aktiv-chirurgisch vorzugehen (Thrombektomie, Thrombendarteriektomie) in einem neuen „experimentellen" Stadium. Neue Aspekte für die Zukunft ergeben sich unter Umständen mit der Anwendung fibrinolytisch wirkender Stoffe.

Betrachten wir zunächst die Zahlen unserer Statistik: Von den verwerteten 70 Fällen blieben 42 unbehandelt. 23 davon verstarben, 19 wurden als defektgeheilt entlassen. Vasodilatierende Methoden (medikamentöser und chirurgischer Art) wurden bei 15 Patienten versucht (8mal Eingriffe am Sympathicus). 11 davon überlebten (7 nach Operation am Grenzstrang), Antikoagulantien kamen 9mal zur Anwendung, 4mal ohne Erfolg. Die Eröffnung des Gefäßes im Halsabschnitt mit Entfernung des Thrombus bzw. Ausführung einer Thrombendarteriektomie wurde bei 9 Fällen vorgenommen, 6 davon überlebten.

Es wäre ungerechtfertigt, wollte man an Hand dieser Zahlen einen Vergleich der einzelnen Methoden anstellen und etwa das eine Verfahren dem anderen vorziehen. Wie problematisch eine Aussage über den jeweiligen „Therapieerfolg" ist, beweist die Beobachtung von KIRCHMAIR, bei der sich das Gefäß nach zweimaliger Thrombenausräumung ein drittes Mal durch einen Blutpfropf völlig verschloß, der Patient aber trotzdem bis auf eine geringe Restlähmung wieder hergestellt werden konnte. Die Zahl der überlebenden nicht behandelten Fälle mag zur Unterstützung dafür angeführt werden, daß ein Überleben nicht immer als Therapieerfolg angesehen werden darf.

Wie schon einmal erwähnt, ist die Ausdehnung der Thrombose von entscheidender Bedeutung für eine Überlebenschance, weiter das Alter des Patienten, der prämorbide Zustand der Gefäße, der vor dem Verschluß bestandene Durchblutungsquotient des Gehirns, die Verwertbarkeit vorhandener Anastomosen und besonders der Zeitpunkt des Therapiebeginnes.

Eine Diskussion über den Wert der verschiedenen Behandlungsmethoden verlangt somit noch einmal auf das im vorigen Kapitel Gesagte hinzuweisen: Die Schwere des klinischen Bildes und damit die Prognose wird durch den Entstehungsort sowie die Wachstumstendenz des Thrombus bestimmt.

Jede therapeutische Bemühung wird daher von zwei Überlegungen auszugehen haben:

1. Läßt sich der bereits entstandene Thrombus ausräumen?
2. Ist die Entstehung einer neuerlichen Thrombose oder gegebenenfalls die Ausdehnung eines nicht entfernbaren Blutpfropfes zu verhindern bzw. einzuschränken?

Die Frühthrombektomie, wie z. B. im Fall von ZETTEL und Mitarb., wo der Blutpropf erst eine Ausdehnung von 3 cm erreichte und im Halsbereich lag, ist ohne Zweifel die ideale Methode. Hat der Thrombus die Schädelbasis jedoch einmal erreicht, ist ein operativer Ausräumungsversuch nur mehr mit geringen Chancen verbunden, weil sich auch nach Absaugen mit feinen Kathetern, wie mehrere Fälle aus dem Schrifttum zeigen, immer wieder rasch neue Verschlüsse bilden. Außerdem muß man auf Grund der anatomischen Verhältnisse, im Bereich des Carotissyphons damit rechnen, daß nur die unterste Schlinge erreicht werden kann und jeder darüber gelegene Thrombus inoperabel bleibt.

Ähnlich verhält es sich mit den Verschlüssen, welche intrakraniell liegen. Es ist zwar heute bereits möglich, die Art. cerebri media operativ anzugehen (CHOU, JACOBSON und Mitarb., SCHEIBERT sowie WELCH — der zweitgenannte Autor arbeitet bereits mit Hilfe eines Operationsmikroskopes), doch befindet sich dieser Eingriff noch in einem sicherlich ausbaufähigen Entwicklungsstadium. Die spärlichen Erfahrungen beruhen überdies nicht auf traumatisch bedingten Thrombosen, sondern zumeist auf embolischen Verstopfungen des Gefäßes.

Ist eine Frühoperation nicht möglich, dann muß das Wachstum des Thrombus gegen die Peripherie hin, unter Wahrung strenger Vorsicht, durch Gaben von Antikoagulantien verhindert werden. Hier wird vor allem auf Nebenverletzungen zu achten sein, die eine gerinnungshemmende Medikation unter Umständen verbieten, vor allem aber ist die absolute Sicherung der Diagnose zu fordern. Über die Verwendung von fibrinolytischen Substanzen, welche ebenfalls in Frage kommen, liegen bisher, auf dem zur Diskussion stehenden Gebiet, noch keine Erfahrungsberichte vor. Versuche sind jedoch angezeigt (vgl. u. a. die positiven Resultate in vivo von SCHMUTZLER und STRICKER — bei embolischem Verschluß der Art. cerebri media — sowie in vitro von LUDWIG).

Das gleiche gilt naturgemäß auch für die Behandlung nach operativer Ausräumung von Thromben. Nur eine unmittelbar anschließende gerinnungshemmende Dauermedikation kann die Neubildung des Blutpfropfes verhindern. Die noch vorhandene Gefäßwandschädigung, aber auch der operativ gesetzte Intimaschaden führen sonst innerhalb kurzer Zeit zum Ansatz frischer Thromben.

In allen Fällen kommt schließlich — und dies besonders im Hinblick auf eventuell vorhandene spastische Verengungen peripherer Gefäßäste, welche die Funktion der Kollateralbahnen zu hemmen imstande sind — der Verabreichung von gefäßerweiternden Mitteln sowie der korrekten Behebung von Schockzuständen eine große Bedeutung zu.

Die Behandlung der traumatisch bedingten Carotisthrombose muß demnach folgendermaßen formuliert werden:

1. Aktiv-chirurgisches Vorgehen, im Sinne der Thrombektomie, ist im Frühstadium und wenn sich der Verschluß im Halsbereich findet, angezeigt.

2. In allen Fällen sofortige Verabreichung von Antikoagulantien (evt. fibrinolytisch wirkender Stoffe) und lokal vasodilatierenden Mitteln. Die Weiterstellung der Gefäße kann auch durch Eingriffe am Sympathicus erreicht werden.

3. Stabilisierung der Kreislaufdynamik.

Sämtliche Maßnahmen sind durch besondere Dringlichkeit ausgezeichnet. Mangeldurchblutung des Gehirns führt innerhalb kurzer Zeit zu irreparablen Strukturschäden. Die Ursache der vielen Mißerfolge, Defektheilungen und letalen Ausgänge bei der posttraumatischen Carotisthrombose ist letzten Endes in der Vernachlässigung des Zeitfaktors zu suchen. Erst wenn Frühdiagnose und therapeutische Möglichkeiten Allgemeingut geworden sind, werden sich die Resultate bessern.

Zusammenfassung

Sieben eigene Beobachtungen sowie die überwiegende Anzahl der bisher im Schrifttum niedergelegten Fälle von thrombotischen (durch stumpfe Kopf-Hals-Traumen verursachten) Verschlüssen im Carotisstromgebiet bilden die Grundlage für eine morphologische und klinische Bearbeitung dieses noch wenig bekannten und häufig verkannten Krankheitsbildes.

Das Ergebnis der Untersuchungen zeigt sich in nachstehenden Erkenntnissen:

1. Jeder, durch ein stumpfes Trauma verursachten Thrombose der Arteria carotis oder einer ihrer Äste liegt eine traumatisch bedingte Gefäßwandschädigung zugrunde, die auf direktem oder indirektem Wege durch Wirksamwerden von Zug-Druck- oder Scherungskräften entsteht.

2. Das Auftreten der Gefäßläsion bzw. -thrombose an bevorzugten Stellen verleiht der Topographie des Gefäßbaumes einerseits und dem Modus des einwirkenden Traumas andererseits eine besondere Bedeutung.

3. 42% der Fälle waren durch Verkehrsunfälle verursacht. Das 2., 3. und 4. Lebensjahrzehnt ist entsprechend der Unfallhäufung in dieser Altersperiode bevorzugt.

4. Die Symptomatik gleicht in verblüffender Weise der des akuten epi- oder subduralen Hämatoms. Die sichere Diagnose gelingt nur mit Hilfe der Carotisangiographie.

5. Die Tendenz des Thrombus, nach peripher hin weiterzuwachsen, zwingt zur Frühdiagnose und ehestem Therapiebeginn. Der Entstehungsort bzw. die Ausdehnung der Thrombose entscheidet über das Schicksal des Patienten.

6. Die Thrombenausräumung soll nur im Frühstadium und nur bei Verschluß des Gefäßes im Halsbereich vorgenommen werden. Als zusätzliches Mittel bzw. in allen anderen Fällen ist die Verabreichung von Antikoagulantien angezeigt.

Literatur

A. Mitteilungen über Thrombosen im Stromgebiet der Arteria carotis verursacht durch stumpfe Kopf-Hals-Traumen

BRAUDO, M.: Thrombosis of internal carotid artery in childhood after injuries in region of soft palate. Brit. med. J. 1, 665 (1956).

BRENNER, H., u. H. WASL: Ein Fall von tödlich verlaufendem Hirnarterienverschluß als alleinige Folge einer Schädelprellung. Zbl. Chir. 85, 2010 (1960).

BRENNER, H., F. GERSTENBRAND u. H. SPÄNGLER: Beitrag zum Problem der traumatischen Carotisthrombose beim geschlossenen Schädeltrauma. Mschr. Unfallhk. 65, 136 (1962).

CAIRNS, H.: Zit. n. HOCKADAY. Lisboa méd. 19, 375 (1942).

CALDWELL, J. A.: Posttraumatic thrombosis of internal carotid artery. Report of two cases. Amer. J. Surg. 32, 522 (1936).

CALDWELL, H. W., and F. C. HADDEN: Carotid artery thrombosis; report of 8 cases due to trauma. Ann. intern. Med. 28, 1132 (1948).

CLARK, P. R. R., J. DICKSON, and B. J. SMITH: Traumatic thrombosis of the internal carotid artery following a non penetrating injury and leading to infarction of the brain. Brit. J. Surg. 43, 215 (1955).

COLAS, J., M. COLLET, E. CORNET et R. SARTRE: Contribution à l'etude des thromboses traumatiques de la carotide interne. Neuro-chirurgie 8, 143 (1962).

ERIKSON, S.: Über Arteriographie bei Thrombose in der Carotis interna. Acta radiol. (Stockh.) 24, 392 (1943).

FAIRBURN, B.: Thrombosis of internal carotid artery after soft palate injury. Brit. med. J. 2, 750 (1957).

FISHER, R. G., and K. R. FRIEDMANN: Carotid artery thrombosis in persons fifteen years of age or younger. J. Amer. med. Ass. 170, 1918 (1959).

FOTOPULOS, D.: Über zwei Fälle von traumatisch bedingter Carotisthrombose. Zbl. Neurochir. 22, 216 (1962).

FÖDISCH, H. J., und K. KLOSS: Pathogenetische und morphologische Grundlagen der Carotisthrombose nach stumpfem Kopf-Halstrauma. 14th Biennal International Congreß of the Intern. College of Surgeons (Wien 11.-16. Mai 1964) 14, 485 (1964).

GERSTENBRAND, F., H. SCHÜRER-WALDHEIM u. J. ZEITLHOFER: Zur Klinik und Pathologie der traumatisch bedingten Carotisthrombose. Chirurg 32, 230 (1961).

GRECO, T.: Le trombosi post-traumatiche della carotide. Arch. ital. Chir. 39, 757 (1935).

GURDJIAN, E. S., W. G. HARDY, D. W. LINDNER, and L. M. THOMAS: Closed cervical cranial trauma associated with involvement of carotid and vertebral arteries. J. Neurosurg. 20, 418 (1963).

HAID, B.: Tödliche Skiverletzungen im Einzugsgebiet der Chirurgischen Universitätsklinik Innsbruck von 1944—1954. Arch. orthop. Unfall-Chir. 47, 105 (1955).
HIGAZI, I.: Post-traumatic carotid thrombosis. Report of a case with intensive angiographic study of the collateral circulation. J. Neurosurg. 20, 354 (1963).
HOCKADAY, T. D. R.: Traumatic thrombosis of the internal carotid artery. J. Neurol. Neurosurg. Psychiat. 22, 229 (1959).
HÜBNER, K., und P. SCHAPS: Die Thrombose der Carotis interna nach stumpfer Gewalteinwirkung. Zbl. Chir. 86, 2373 (1961).
IMSCHWEILER, A. E.: Ein Fall massiver Carotisthrombose nach Unfallereignis. Mschr. Unfallheilk. 55, 210 (1952).
ISFORT, A.: Zur Diagnose und chirurgischen Therapie der cerebralen Durchblutungsstörungen. Fortschr. Med. 80, 797 (1962).
—, Traumatische Carotisthrombosen. Mschr. Unfallheilk. 65, 257 (1962).
KAESER, H. E.: Einseitige Carotisthrombose nach Strangulation. Confinia neurol. 15, 369 (1955).
KIENER, J.: Skistockverletzungen, ein Fall mit tödlichem Ausgang. Zbl. Chir. 67, 1012 (1940).
KIRCHMAIR, W.: Die traumatische Carotisthrombose als Folge eines Sturzes beim Skifahren. Wien. klin. Wschr. 76, 239 (1964).
KRAULAND, W.: Verletzungen der Arteria carotis interna im Sinus cavernosus und Verletzungen der großen Hirnschlagadern mit Berücksichtigung der Aneurysmabildung. In: Hdbch. spez. path. Anat. u. Histol. (HENKE-LUBARSCH) Bd. 13, Teil 3, S. 170. Berlin-Göttingen-Heidelberg: Springer 1955.
—, Über Verletzungen der Schlagadern im Schädel durch stumpfe Gewalt und ihre Folgen. Beitr. gerichtl. Med. 18, 24 (1949).
LERICHE, R.: Hémiplégie gauche consécutive à une contusion de la carotide interne chez une enfant. Lyon Chir. 45, 541 (1950).
LÖBLICH, H. J.: Die gutachtliche Bedeutung posttraumatischer Thrombosen der Arteria carotis, insbesondere der Spätformen. Zbl. allg. Path. 94, 373 (1955/56).
LÖHR, W.: Hirngefäßverletzungen in arteriographischer Darstellung. Zbl. Chir. 63, 2466, 2593, 2642 (1936).
MARMOR, JUDAH u. SAPIRSTEIN: Zit. n. RICHTER u. KAESER.
MURPHY, F., and J. H. MILLER: Carotid insufficiency, diagnosis and surgical treatment. J. Neurosurg. 16, 1 (1959).
MURRAY, D. S.: Post-traumatic thrombosis of the internal carotid and vertebral arteries after non penetrating injuries of the neck. Brit. J. Surg. 44, 556 (1957).
NORDMANN, M.: Referat über die Spontanblutungen im menschlichen Gehirn. Verh. dtsch. Ges. Path. 29, 11 (1936).
NORTHCRAFT, G. B., and A. D. MORGAN: A fatal case of traumatic thrombosis of the internal carotid artery. Brit. J. Surg. 32, 105 (1944).
OTTO, E.: Diskussionsbeitrag an der I. Neurochirurgischen Tagung in Freiburg. Dtsch. Z. Nervenheilk. 162, 109 (1948).
PATSCHEIDER, H.: Todesfälle beim Wintersport. Wien. med. Wschr. 111, 669 (1961).
PHILIPPIDES, D. LINK et MONTRIEUL: Thrombose de la carotide interne par contusion buccale paramygdalienne. Rev. Oto-neuro-ophtal. 1, 39 (1954).
PRIETZEL, F.: Tödliche Skistockverletzung im weichen Gaumen. Mschr. Ohrenheilk. 74, 309 (1940).
QUARTI, M., e F. COLUMELLA: Considerazioni su due casi di thrombosi della carotide interna con reperto angiografico. Chirurgia (Milano) 4, 343 (1949).
RICHTER, H. R., u. H. E. KAESER: Klinische Verlaufsform der Karotisthrombose. Schweiz. Arch. Neurol. Psychiat. 82, 273 (1958).
RIECHERT, T.: Über arteriographisch nachgewiesene Hirndurchblutungsstörungen nach stumpfen Traumen. Med. Klin. 47, 1383 (1952).
ROSEGAY, H.: Zit. n. HOCKADAY. Neurology (Minneap.) 6, 143 (1956).
SCHNEIDER, R. C., and L. J. LEMMEN: Traumatic internal carotid artery thrombosis secondary to nonpenetrating injuries to the neck (A problem in the differential diagnosis of craniocerebral trauma). J. Neurosurg. 9, 495 (1952).

SEDZIMIR, C. B.: Head injury as a cause of internal carotid thrombosis. J. Neurol. Neurosurg. Psychiat. 18, 293 (1955).
TIWISINA, TH.: Die cerebralen Durchblutungsschäden nach Schädeltraumen. Chirurg 27, 390 (1956).
TÖNNIS, W.: Behandlungen der gedeckten Schädel-Hirn-Verletzungen. Wien. klin. Wschr. 75, 553 (1963).
VERBIEST, H., and L. CALLIAUW: Direct and indirect injuries of the cervical carotid arteries. Folia psychiat. neerl. 62, 371 (1959).
VERNEUIL, M.: Thrombose de l'artère carotide. Bull. Acad. Méd. (Paris) 36, 46 (1872).
VIGOUROUX, R., et I. LAVIEILLE: Les thromboses post-traumatiques de la carotide interne. Neuro-chirurgie 8, 115 (1962).
WASL, H.: Zur Kenntnis der isolierten traumatischen Läsion der basalen Hirnarterien. Zbl. allg. Path. 101, 184 (1960).
WEBER, E.: Der praktische Arzt und das Schädel-Hirn-Trauma. Münch. med. Wschr. 102, 1011 (1960).
VAN DE WEYER, K. H., u. H. BUHL: Verschluß und Stenose der Arteria carotis interna. Dtsch. med. Wschr. 89, 18 (1964).
ZETTEL, H.: Traumatische Thrombose der Arteria carotis. Mschr. Unfallheilk. 63, 248 (1960).
—, R. ZOLLER u. K. MEYER: Beitrag zur operativen Behandlung der traumatischen Carotisthrombose. Chirurg 34, 372 (1963).

B. Weitere, in der vorliegenden Arbeit berücksichtigte und das Thema betreffende Mitteilungen

ARONSON, H. A., and J. H. SCATLIEFF: Pseudothrombosis of the internal carotid artery. J. Neurosurg. 19, 691 (1962).
BADER, H., u. E. KLOTZ: Über Sportverletzungen. Dtsch. med. Wschr. 81, 1019 (1956).
BAUER, K. H.: Verkehrsunfälle — ein tragischer Tribut an den Triumph der Technik. Ciba-Symposium 5, 148 (1957).
BAUMGARTNER, H. R.: Eine neue Methode zur Erzeugung von Thromben durch gezielte Überdehnung der Gefäßwand. Z. ges. exp. Med. 137, 227 (1963).
BECKER, TH.: Das stumpfe Schädeltrauma als Sportunfall. Mschr. Unfallheilk. 62, 179 (1959).
BETTELHEIM, H.: Der Wert der Ophthalmodynamometrie für die Diagnose der Karotisthrombose. Wien. klin. Wschr. 76, 217 (1964).
BRASS, K.: Über indirekte traumatische Rupturen der Hirnbasisarterien. Frankfurt. Z. Path. 68, 254 (1957).
BREDT, H.: Morphologie und Pathogenese der Arteriosklerose. In: Arteriosklerose. Ätiologie, Pathologie, Klinik und Therapie. Hsg. v. G. SCHETTLER. Stuttgart: G. Thieme 1961.
CHOU, S. N.: Embolectomy of middle cerebral artery. J. Neurosurg. 20, 161 (1963).
DECKER, K.: Klinische Neuroradiologie. Stuttgart: G. Thieme 1960.
—: Der Spasmus der Arteria carotis interna. Acta radiol. (Stockh.) 46, 351 (1956).
ECKER, A. D.: Spasm of the internal carotid artery. J. Neurosurg. 2, 479 (1945).
ESSELIER, A. F.: Über indirekte traumatische Hirngefäßläsionen. Z. Unfallmed. Berufskr. 39, 57 (1946).
FORD, F. R., and D. CLARK: Thrombosis of the basilar artery with softenings in the cerebellum and brain stem due to manipulation of the neck. A report of two cases with one post mortem examination. Reasons are given to prove that damage to the vertebral arteries is responsible. Bull. Johns Hopk. Hosp. 98, 37 (1956).
GALDSTON, M., S. GOVONS, S. B. WORTIS, J. M. STEELE, and K. TAYLOR: Thrombosis of the common, internal and external carotid arteries. Arch. intern. Med. 67, 1162 (1941); zit. n. W. SCHEID: Die Zirkulationsstörungen des Gehirns und seiner Häute. In: Handbuch der Inneren Medizin, Bd. V., 3. Teil. Berlin-Göttingen-Heidelberg: Springer 1953.

HAGER, H.: Die Diagnose der Karotisthrombose durch den Augenarzt. Klin. Mbl. Augenheilk. **141**, 801 (1962).
HAID, B.: Tödliche Skiverletzungen im Einzugsgebiet der Chirurgischen Universitätsklinik Innsbruck von 1944—1954. Arch. orthop. Unfall-Chir. **47**, 105 (1955).
HASSLER, O.: Reuterwall's tears of the internal elastic lamella in the meningeal arteries. Acta morph. neerl.-scand. **4**, 325 (1962).
HEMMER, R.: Schädeltrauma und cerebrale Angiographie. Dtsch. med. Wschr. **82**, 1803 (1957).
HENKE, W.: Topographische Anatomie des Menschen in Abbildung und Beschreibung. Berlin 1884.
HOFMANN, E. v.: Zit. n. KRAULAND.
HOLZER, F. J.: Verschluß der Wirbelsäulenschlagader am Kopfgelenk mit nachfolgender Thrombose durch Seitwärtsdrehen des Kopfes. Eine Gefahr bei Operationen am Hals mit starker Seitwärtsdrehung. Dtsch. Z. ges. gerichtl. Med. **44**, 422 (1955/56).
HORWITZ, N. H., and R. H. DUNSMORE: Some factors influencing the nonvisualization of the internal carotid artery by angiography. J. Neurosurg. **13**, 155 (1956).
HUBER, P.: Posttraumatische Kaliberschwankungen der Hirngefäße im Angiogramm. Fortschr. Röntgenstr. **98**, 292 (1963).
JACOBSON, J. H., L. J. WALLMAN, G. A. SCHUMACHER, M. FLANAGAN, E. L. SUAREZ, and R. M. P. DONAGHY: Microsurgery as an aid to middle cerebral endarterectomie. J. Neurosurg. **19**, 108 (1962).
KNAUER u. ENDERLEN: Zit. n. TIWISINA.
KRAULAND, W., u. R. STÖGBAUER: Zur Kenntnis der Schlagaderverletzungen am Hirngrund bei gedeckten stumpfen Gewalteinwirkungen. Beitr. gerichtl. Med. **21**, 171 (1961).
KRAUS, H.: Über Hirnverletzungen beim Sport. Sportärztl. Praxis **1958**, 170.
KRAYENBÜHL, H.: Beitrag zur Frage des cerebralen angiospastischen Insultes. Schweiz. med. Wschr. **90**, 961 (1960).
VON LANZ, T.: Anat. Anz. **95**, 216 (1944).
—, u. W. WACHSMUTH: Praktische Anatomie (Ein Lehr- und Hilfsbuch der anatomischen Grundlagen ärztlichen Handelns), Bd. I, 2. Teil (Hals). Berlin - Göttingen - Heidelberg: Springer 1955.
LINDENBERG, R.: Die Gefäßversorgung und ihre Bedeutung für Art und Ort von kreislaufbedingten Gewebsschäden und Gefäßprozessen. In: Hdbch. spez. path. Anat. und Histol. (HENKE-LUBARSCH) Bd. XIII/1, S. 1071. Berlin - Göttingen - Heidelberg: Springer 1957.
LUDWIG, H.: Thrombolyse durch Streptokinase. Dtsch. med. Wschr. **89**, 1105 (1964).
MERREM, G.: Chronische subdurale Hämatome im Jugendalter nach Kopfballspiel beim Fußballsport. Zbl. Chir. **79**, 1029 (1954).
MEYENBURG, V.: Zit. n. H. J. LÖBLICH.
MILETTI, M.: Die Thrombose der Arteria carotis. Acta neurochir. (Wien) Suppl. **3**, 202 (1956).
MONIZ, E.: Die cerebrale Arteriographie und Phlebographie. In: Hdbch. Neurologie, Ergänzungsserie II. Berlin: Springer 1940.
MÜLLER, B.: Gerichtliche Medizin. Berlin - Göttingen - Heidelberg: Springer 1953.
MURRAY, D. S.: Post-traumatic thrombosis of the internal carotid and vertebral arteries after nonpenetrating injuries of the neck. Brit. J. Surg. **44**, 556 (1957).
PAILLAS, J., et J. BONNAL: Zit. n. COLAS u. Mitarb.
PATSCHEIDER, H.: Todesfälle beim Wintersport. Wien. med. Wschr. **111**, 669 (1961).
PETERS, G.: Die Veränderungen an Gehirn und Hirnhäuten bei chronischen traumatischen Störungen. Verh. Dtsch. Ges. Path. **43**, 103 (1959).
PÖSCHL, M., u. G. KRIEGER: Todesfälle beim Sport und medizinische Fragen ihrer Prophylaxe. Münch. med. Wschr. **105**, 2205 (1963).
PRATT-THOMAS, H. R., and K. E. BERGER: Cerebellar and spinal injuries after chiropractic manipulation. J. Amer. med. Ass. **133**, 600 (1947).

REUTERWALL, O. P.: Über bindegewebig geheilte Risse der Elastica interna der Arteria basilaris. Stockholm: A. B. Nordiska Bokhandlens Kommisionsförlag 1923.
RIESE: Zit. n. H. J. LÖBLICH.
ROTTER, W.: Z. Zellforsch. **37**, 101 (1952).
—, H. K. WELLMER, G. HINRICHS u. W. MÜLLER: Zur Orthologie und Pathologie der Polsterarterien (sog. Verzweigungs- und Spornpolster) des Gehirns. Beitr. path. Anat. **115**, 253 (1955).
RUSSELL, R. W. R., and W. I. CRANSTON: Ophthalmodynamometry in carotid artery disease. J. Neurol. Neurosurg. Psychiat. **24**, 281 (1961).
SAATHOFF: Beiträge zur Pathologie der Arteria basilaris. Dtsch. Arch. klin. Med. **84**, 384 (1905).
SCHEIBERT, C. D.: Middle cerebral artery surgery for obstructive lesions. Presented at meeting of Harvey Cushing Society, New Orleans La., May 2, 1959.
SCHMIDT, M. B.: Über die Schlängelung der Arteria temporalis. Zbl. allg. Path. **30**, 49 (1919).
SCHNEIDER, J.: Die stumpfe Hirnverletzung im Lichte der anatomischen Physik. Arch. Psychiat. Nervenkr. **187**, 353 (1951).
SIEGLBAUER, F.: Lehrbuch der normalen Anatomie des Menschen. München - Berlin: Urban u. Schwarzenberg 1958.
SILVERSTEIN, A., G. M. LEHRER, and R. MONES: Relation of certain diagnostic features of carotid occlusion to collateral circulation. Neurology (Minneap.) **10**, 409 (1960).
SMITH, J. L.: Unilateral glaucoma in carotid occlusive disease. J. Amer. med. Ass. **182**, 683 (1962).
STEINBRECHER, W.: Beidseitiger Carotisverschluß bei extraduralem Hämatom. Acta neurochir. (Wien) Suppl. **VII**, 326 (1961).
STIERLING: Zit. n. H. J. LÖBLICH.
STRICKER, E., u. R. SCHMUTZLER: Erfolgreiche Thrombolyse eines arteriellen cerebralen Gefäßverschlusses. Schweiz. med. Wschr. **94**, 615 (1964).
TITTEL, K.: Zum gegenwärtigen Stand der Sportverletzungen und -schäden des Bewegungsapparates unter besonderer Berücksichtigung der Ätiologie, der morphologischen Veränderungen sowie der Prophylaxe. Wiss. Z. dtsch. Hochschule f. Körperkultur Leipzig **2**, 247 (1959/60).
TIWISINA, TH.: Traumatische cerebrale Gefäßprozesse. Beitr. Neurochir. **1**, 114 (1959).
TÖNNIS, W., R. A. FROWEIN u. K. H. EULER: Zur Erkennung der akuten traumatischen intrakraniellen Hämatome. Chirurg **34**, 145 (1963).
WALCHER, K.: Über die extracerebralen Aneurysmen der Hirnarterien und deren traumatische Entstehung. Mschr. Unfallheilk. **40**, 433 (1933).
WEIGELIN, E., u. A. LOBSTEIN: Ophthalmodynamometrie. Basel: S. Karger Verlag 1962.
WELCH, K.: Excision of occlusive lesions of the middle cerebral artery. J. Neurosurg. **13**, 73 (1956).
WÜLLENWEBER, R.: Über Verletzungen des Nervensystems beim Fußballspiel. Dtsch. med. Wschr. **87**, 1465 (1962).

SPRINGER-VERLAG · BERLIN · HEIDELBERG · NEW YORK

Hefte zur Unfallheilkunde

Zuletzt erschienen:

Heft 80: **Die Möglichkeiten der Homoio-, Hetero- und Allotransplantation bei der Behandlung der Schwerstverbrannten.** Von Dozent Dr. H. E. KÖHNLEIN, Chirurgische Universitätsklinik Freiburg i. Br. Mit 97 Abbildungen. VIII, 184 Seiten Gr.-8°. 1965. DM 54,—

Heft 81: **Verhandlungen der Deutschen Gesellschaft für Unfallheilkunde, Versicherungs-, Versorgungs- und Verkehrsmedizin e.V. XXVIII. Tagung vom 7. bis 10. Juni 1964 in Würzburg.** Im Auftrage des Vorstandes herausgegeben von Prof. Dr. J. REHN, Bochum. Mit 110 Abbildungen im Text. XVI, 371 Seiten Gr.-8°. 1965. DM 68,60

Heft 82: **Zur Entstehung des „neurogen" ausgelösten akuten Lungenödems und der akuten Magen-Darm-Blutungen.** Von Priv.-Doz. Dr. W. BISCHOF, Neurochirurgische Klinik der Universität Köln (Direktor: Prof. Dr. W. TÖNNIS). Mit 19 Abbildungen. VI, 62 Seiten Gr.-8°. 1965. DM 18,80

Heft 83: **Derzeitige Grenzen bei der planmäßigen Versorgung schwerer Handverletzungen.** Von Dozent Dr. G. ZRUBECKY, Oststadt-Klinik Mannheim. Mit 15 Abbildungen. VI, 38 Seiten Gr.-8°. 1965. DM 15,—

Heft 84: **Der Chirurg und das Schädeltrauma.** Von Priv.-Doz. Dr. A. ISFORT, Chirurgische Klinik und Poliklinik der Universität Münster/Westf. (Direktor: Prof. Dr. P. SUNDER-PLASSMANN). Mit 47 Abbildungen. IV, 128 Seiten Gr.-8°. 1965. DM 38,—

Heft 85: **Untersuchungen zur Mechanik der Beckenfrakturen und -luxationen.** Von Professor Dr. G. E. VOIGT, Vorstand des Institutes für Gerichtliche Medizin der Universität Lund/Schweden. Mit 32 Abbildungen. IV, 92 Seiten Gr.-8°. 1965. DM 28,80

Heft 86: **Die Gelenkdenervation und ihre anatomischen Grundlagen.** Ein neues Behandlungsprinzip in der Handchirurgie. Zur Behandlung der Spätstadien der Lunatummalacie und Navicularepseudarthrose. Von Priv.-Doz. Dr. A. WILHELM, Chirurgische Universitätsklinik Würzburg (Direktor: Prof. Dr. W. Wachsmuth). Mit 25 Abbildungen. VI, 109 Seiten Gr.-8°. 1966. DM 29,40

Heft 87: **Verhandlungen der Deutschen Gesellschaft für Unfallheilkunde, Versicherungs-, Versorgungs- und Verkehrsmedizin e.V. XXIX. Tagung vom 31. 5. bis 3. 6. 1965 in Stuttgart.** Im Auftrage des Vorstandes herausgegeben von Prof. Dr. J. REHN, Bochum. Mit 87 Abbildungen im Text. XVI, 290 Seiten Gr.-8°. 1966. DM 58,60

Die Abonnenten der „Monatsschrift für Unfallheilkunde" erhalten die „Hefte zur Unfallheilkunde" zu einem gegenüber dem Ladenpreis um 20 v. H. ermäßigten Vorzugspreis.

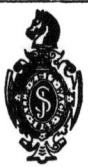

SPRINGER-VERLAG
BERLIN · HEIDELBERG · NEW YORK

Traumatologie in der chirurgischen Praxis

Herrn Professor Dr. Werner Wachsmuth zum 65. Geburtstag

Priv.-Doz. Dr. med. G. Böttger
Prof. Dr. med. J. Gerlach
Priv.-Doz. Dr. med. H. Gieseler
Dr. med. K. Gossmann
Dr. med. O. Hessler
Dr. med. G. Hiltner
Prof. Dr. med. Th. Hockerts
Priv.-Doz. Dr. med. H. Hüner
Priv.-Doz. Dr. med. H.-P. Jensen
Dr. med. W. Kleinschmidt
Dr. med. A. Kolokythas
Dr. med. J. Mahmoudi
Priv.-Doz. Dr. med. K. Rehder
Prof. Dr. med. R. Schautz
Dr. med. H. Schilling
Dr. med. H. Speckmann
Dr. med. M. Sperling
Dr. med. K. H. Stahm
Dr. med. W. Strik
Prof. Dr. med. K. Stucke
Dr. med. H.-H. Teichmann
Prof. Dr. med. G. Viehweger
Prof. Dr. med. H.-J. Viereck
Dr. med. C. Vorster
Dr. med. D. Wiebecke
Priv.-Doz. Dr. med. A. Wilhelm
Dr. med. H. Zillmer

Mit 515 Einzelabbildungen. VIII, 778 Seiten Gr.-8⁰. 1965. Ganzleinen DM 168,—

Inhaltsübersicht

Allgemeiner Teil: Die Traumatologie als Grundlage der Chirurgie. Der Unfallverletzte; Allgemeinuntersuchung, Symptomatik. Die Röntgenuntersuchung Unfallverletzter. Atmungs- und Kreislaufstörungen als Unfallfolge. Anaesthesie in der Unfallchirurgie. Schädigungen durch äußere Hitzeeinwirkung. Schädigungen durch äußere Kälteeinwirkung. Schädigung durch ionisierende Strahlen. Wunde, Wundversorgung und Wundinfektion. —
Spezieller Teil: Schädel-Hirnverletzungen. Wirbelsäulen- und Rückenmarksverletzungen. Verletzungen der Halsgefäße. Verletzungen im Thoraxbereich. Verletzungen des Zwerchfells. Traumatologie des Abdomens. Verletzungen der Aorta abdominalis, V. cava caudalis und der Beckengefäße. Verletzungen des Urogenitalsystems. Pfählungsverletzungen. Verletzungen der Extremitäten. — Literatur. Sachregister.

■ **Bitte Prospekt anfordern!**

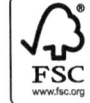

MIX
Papier aus verantwortungsvollen Quellen
Paper from responsible sources
FSC® C105338

If you have any concerns about our products,
you can contact us on
ProductSafety@springernature.com

In case Publisher is established outside the EU,
the EU authorized representative is:
**Springer Nature Customer Service Center GmbH
Europaplatz 3, 69115 Heidelberg, Germany**

Printed by Libri Plureos GmbH
in Hamburg, Germany